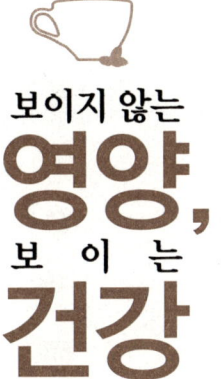

보이지 않는 영양, 보이는 건강

날씬하고 젊어지는 건강 습관 만들기

― Why 영양요법, How 건강관리 ―

보이지 않는 영양, 보이는 건강

초판 인쇄 2016년 04월 05일
초판 발행 2016년 04월 11일

지은이 문동성
펴낸이 이태규
북디자인 박채아 • **영업마케팅** 전유지 • **전자책** 김진도

발행처 아이프렌드
주소 대전광역시 서구 문정로 90번길 21 이노빌딩 401호(탄방동 787번지)
전화 042-485-7844 **팩스** 042-367-7844
주문전화 070-7844-4735~7
홈페이지 www.ifriendbook.co.kr
출판등록번호 제 305 호

ⓒ문동성 (저작권자와 맺은 특약에 따라 검인을 생략합니다.)
ISBN 978-89-6204-204-7 (03510)

이 책은 저작권법에 따라 보호받는 저작물이므로 무단 전재와 무단 복제를 금지하며,
이 책 내용의 전부 또는 일부를 이용하려면 반드시 저작권자와 아이프렌드의
서면동의를 받아야 합니다.

• 값은 뒤표지에 있습니다.
• 잘못된 책은 구입처에서 바꾸어 드립니다.

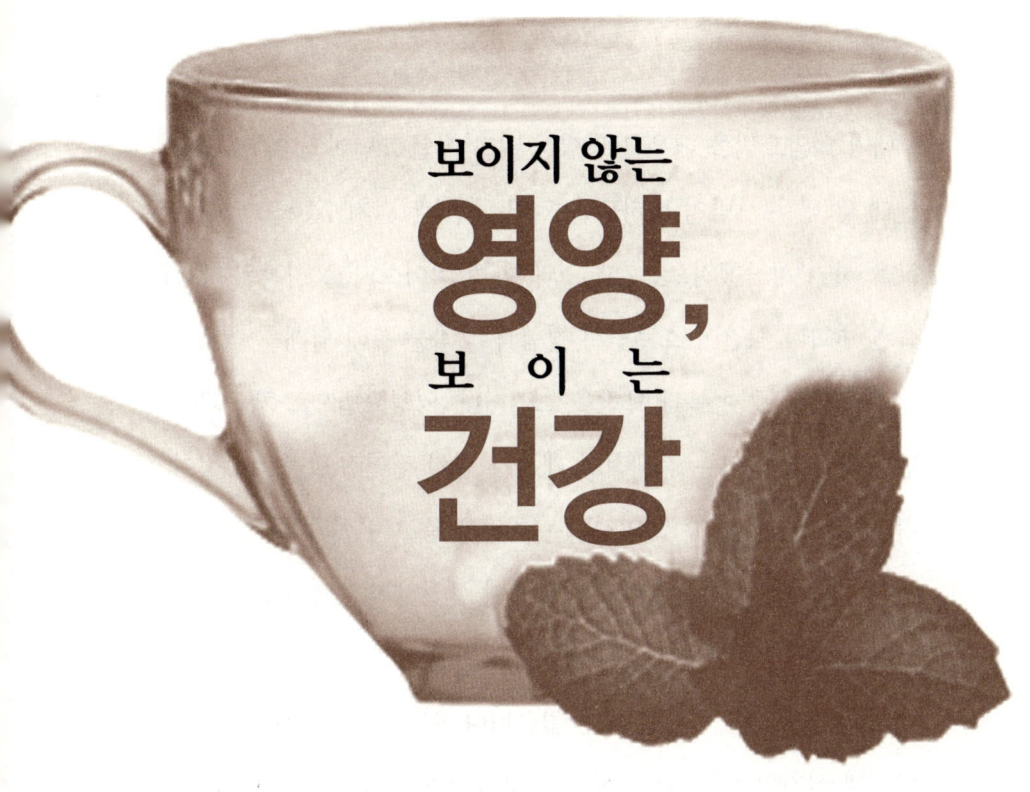

보이지 않는 영양, 보이는 건강

문동성 지음

날씬하고 젊어지는 건강 습관 만들기
― Why 영양요법, How 건강관리 ―

아이프렌드

| 머리말 |

내가 영양요법을 배우고 경험한 지도 어언 15년이 되어 갑니다. 90년대 말 많은 사람이 비타민을 먹어야 한다, 먹지 않아도 된다는 주장을 하기 시작했지요. 그때 '그래 한번 먹어보자'로 시작된 내 작은 습관 변화가 시간이 흐르면서 경험과 강의를 통해 열매를 맺게 되어 내 나름대로 큰 행복과 보람을 느낍니다. 영양요법으로 체중과 체형 변화를 경험한 나는 전체적인 대사가 훨씬 젊어졌고 불로장생이 꿈이 아닌 현실이 될 수도 있겠다는 희망을 품고 있습니다.

현대의학의 급속한 발전과 의료기기 산업의 디지털화로 이제는 로봇이 수술을 대신하는 시대입니다. 하지만 개개인의 건강관리에 관해 정확한 원칙을 정리한 것은 없습니다. 이것이 안타까워 쉽고도 간편하게 실천할 수 있는 최선의 건강관리 방법을 정리하고, 또한 나 자신의 경험에서 터득한 것을 알려주고자 이 책을 쓴 것입니다.

많은 의사가 각종 매스컴이나 방송에 출연해 건강에 관한 각자의 경험과 얘기를 들려주지만, 흥미 위주의 내용과 시간의 한계로 인해 실질적인 건강관리 원칙을 전달받기에 부족한 점이 많습니다.

정신과 신체의 균형 및 조화를 만드는 가장 효율적인 방법이 영양요법입니다. 영양이 부족하거나 균형이 깨지면 여러 가지 정신적인 문제를 비롯해 신체적 질병 상태로 이어지므로 어릴 때부터 충분한 영양을 섭취해야 합니다. 그런 영양이 자신을 만들어내는 원료입니다. '의식동원 醫食同源'이라는 말이 보여주듯 좋은 음식은 보약과 같으며 평소에 영양가 있는 음식 섭취는 질병의 예방과 치료로 이어집니다.

누구에게나 여러 가지 희망이 있겠지만 건강만큼 소중한 것은 없습니다. 그럼에도 불구하고 아프거나 다치기 전까지는 그 중요성을 잊은 채 살아가는 것이 우리의 현실입니다. 아무리 돈이 많아도, 권력을 손에 쥐어도 건강을 잃으면 아무 의미가 없습니다. 그렇지만 우리는 대부분 자기 몸과 마음의 고마움을 잊거나 건강관리의 기본원칙을 알려고 하지 않으며, 설령 알아도 실천하지 않습니다.

일반적으로 제철 야채 및 과일을 위주로 하루 세 끼를 먹되 소식하고 운동을 열심히 하면 건강을 지킬 수 있다고 봅니다. 나는 이 방식을 소극적인 건강관리라고 생각합니다. 그런데 이것을 건강관리의 큰 원칙으로 여기며 우리 몸의 세포가 조금씩 병들고 지쳐간다는 것을 인식하지 못한 채 시간에 쫓기며 사는 사람이 많습니다. 그렇게 세포를 혹사시키면 결국 살이 찌고, 배가 나오고, 다리가 약해지고, 얼굴이 처지고, 주름이 늘어납니다. 이를 두고 나이가 들면서 자연스럽게 나타나는 현상이라 여기며 앞으로 나타날 세포 노화나 질병에 무방비 상태로 있는 것입니다.

'건강은 건강할 때 지켜야 한다'는 것은 누구나 알고 있습니다. 하지만 '어떻게?'라는 물음 앞에 서면 자신의 아집과 편견 속에서 건강에 최소한만 투자하려고 하는 것이 우리의 현실입니다. 오늘날 우리가 배불리 먹는 채소나 과일은 과거에 비해 맛은 뛰어나지만 영양가는 형편없고 자연이 주는 에너지가 전혀 들어 있지 않습니다. 어린 시절에 먹던 채소나 과일과 완전히 다른 이러한 정크푸드 | 쓰레기 같은 음식 | 를 먹으면서 안타깝게도 우리는 충분한 비타민과 미네랄을 섭취한다고 착각합니다.

주말에 한 번 혹은 생각날 때 한 번씩 산에 오르거나 자전거를 타면서 운동을 한다고 생각하는 것은 편견입니다. 그리고 몸보다 혀가 원하는 음식에 길들여졌으면서도 영양가 높은 음식을 먹고 있다고 생각하는 것은 오판입니다. '먹는 재미가 없으면 무슨 재미로 사노?' 하면서 무조건 배불리 먹는 것이 행복이라고 생각하는 선입견 속에 갇힌 사람도 많습니다.

이러한 사람들을 위해 이 책은 규칙적인 비타민 및 미네랄 섭취, 식이섬유, 장 청소, 유산균, 해독과 클린, 소식, 굶주림의 행복 등을 설명하고 있습니다. 나는 이런 것을 적극적인 건강관리라고 생각합니다. 한마디로 이것은 쉽고 간편하게 스스로 실천할 수 있는 건강관리 원칙입니다.

일단 질병이 생기면 의학의 도움을 받는 게 현명하지만, 건강관리

는 스스로 정확한 정보를 찾아 경험해보면서 자신에게 최적화된 원칙을 만드는 게 가장 현명합니다. 참된 건강이란 잘 태어나기 | Well-borning |, 잘 살기 | Well-being |, 잘 죽기 | Well-dying | 를 말합니다.

건강관리 산업은 향후 블루오션으로 떠오를 분야인 만큼 다른 무엇보다 괄목할 만한 성장을 이루리라 예상합니다. 더 좋은 제품과 다양한 건강관리 식품이 등장하는 것은 물론 유전자 치료 등 여러 연구를 통한 성과도 나올 것입니다. 그러나 언제 나올지 모르는 것을 막연히 기다리기보다는 최신 건강관리 방법을 알아보고 직접 실행하는 현명한 판단력이 필요합니다. 비록 영양은 눈에 보이지 않지만 영양요법을 생활화하면 눈에 보이는 젊음과 건강, 날씬함을 선물로 받을 것입니다.

내 나름대로 좋다는 영양요법들을 내 몸에 직접 실행한 뒤 그에 따른 결과 및 이유를 탐색한 지도 벌써 강산이 한 번 반이 지났습니다. 그간 경험과 배움을 통해 건강관리 원칙을 깨닫도록 세상이 준 기회에 감사할 따름입니다. 나를 포함해 의사들을 늘 긴장하게 만드는 말이 있습니다. 그것은 바로 영양학자 파파 에어로라 | Paava Airala | 가 한 말입니다.

"오늘의 의사가 영양학자가 되지 않는다면, 오늘의 영양학자가 내일의 의사가 되리라."

저자 문동성

목 차

| 머리말 | · 4

1장. 현대의학과 자연의학

1. 현대의학의 발전과 문제점 · 14
   자연의학이란? 서양의학이 남긴 여분의 영역을 채워줄 미래의학은 어떻게 탄생할까?

2. 현대인의 건강 상태 · 27
   반건강 상태로 기능 이상을 보이는 현대인의 고통을 살펴보고 영양요법의 필요성 인식하기

3. 건강관리 산업의 발전 · 24
   질병 산업과 식품 산업이 만든 여러 문제와 그 해결책으로 떠오른 건강관리 산업의 전망

2장. 세포 건강학

1. 세포의 구성과 기능 · 34
   몸 구성의 기본단위인 세포들의 구성과 각각의 고유 기능 알아보기

2. 미토콘드리아 · 39
   세포 내 기능 중 가장 중요한 기능인 에너지 생산의 원리와 그 활용법 이해하기

3. 활성산소(프리래디컬) · 43
   에너지 생산 중에 발생하는 활성산소와 나도 모르게 섭취하는 여러 독소가 프리래디컬로 내 몸을 공격하는 원리 알기

3장. 7대 영양소

1. 탄수화물 · 50
   가공·정제한 단순당 섭취가 불러온 탄수화물(단순당)중독증과 당영양소 (복합당)의 중요성

2. 지방 · 61
   좋은 지방(오메가-3)과 나쁜 지방(포화지방, 트랜스지방)의 차이점 이해하기

3. 단백질 · 67
   젊음, 건강, 날씬함을 위해 충분히 섭취해야 할 단백질의 종류와 영양 이해하기

4. 비타민 · 71
   약인가? 식품인가? 제철 과일 및 야채만 섭취해도 될까? 비타민제 섭취의 필요성과 중요성

5. 미네랄 · 91
   오염된 토양과 화학비료, 농약으로 얼룩진 토양에서 수확한 식품을 통해 무엇을 얻을 것인가?

6. 물 · 103
   신진대사와 해독을 위해 따뜻한 물을 하루 2.5리터 이상 마시기

7. 식이섬유 · 107
   식이섬유 섭취가 건강관리의 중심인 충분한 당영양소 섭취의 기본이란 것 이해하기

4장. 장 건강

1. 장 청소 · 128
   불용성 식이섬유와 유산균을 활용한 장 스케일링

2. 장내세균 · 132
   유익균과 유해균의 비율을 균형 있게 맞춰 장내환경을 내편으로 만들기

3. 변비 · 137
   가공 및 정제한 음식의 과다 섭취에 따른 장운동 정체와 대변량 감소 해결하기

5장. 클린(디톡스, 해독)

완전소화를 통해 내 몸 안의 자가치유력을 깨우고 충분한 영양과 비타민, 미네랄, 식이섬유, 유산균 등을 활용한 해독요법의 원리를 이해하며 실제 활용 가능한 건강기능식품을 이용해 클린 경험해보기 · 142

6장. 건강관리를 위해 알아야 할 건강지식

1. 면역 · 168
   나와 나 아닌 것을 구별하고 바이러스, 세균, 암으로부터 내 몸 보호하기

2. 자율신경 · 179
   교감신경, 부교감신경의 균형을 통한 면역세포 활성화

3. 대사증후군 & 인슐린저항성 · 181
   비만, 고혈압, 당뇨, 고지혈증 등의 생활습관병 이해하기

4. 스트레스 · 186
   만성질환의 출발선인 스트레스와 그에 따른 자율신경 변화 및 면역 불균형 이해하기

5. 효소 · 194
   천연 촉매제인 효소의 작용 원리와 종류 이해하기

6. 호르몬 · 197
  식욕호르몬과 스트레스호르몬의 원리 및 상관관계 이해하기

7. 수면 · 202
  수면리듬과 렘수면, 논렘수면을 이해하고 아침형 인간의 장점 살펴보기

8. 운동 · 205
  유산소운동보다 무산소운동이 필요한 시대에 근력운동의 필요성과 중요성 이해하기

9. 노화 & 항노화 · 212
  타임 스케줄을 따라가기보다 내가 만드는 항노화 방법 이해하기

10. 비만 & 다이어트 · 221
  건강관리의 원칙만 정확히 지키면 해독 다이어트가 정답이다

11. 체온 · 232
  저체온이 만성질환의 근원이므로 항상 몸속 심부온도를 올리는 생활습관 들이기

7장. 자연치료제

1. 노니 · 238
  자연이 준 만병통치약으로 불리는 노니의 의학적 효능을 이해하고 건강관리에 활용하기
2. 생강 · 241
  체온을 높여 면역력을 강화시켜주는 천연강장제

| 글을 마치며 | · 243
| 부록 | · 248
| 참고문헌 | · 249

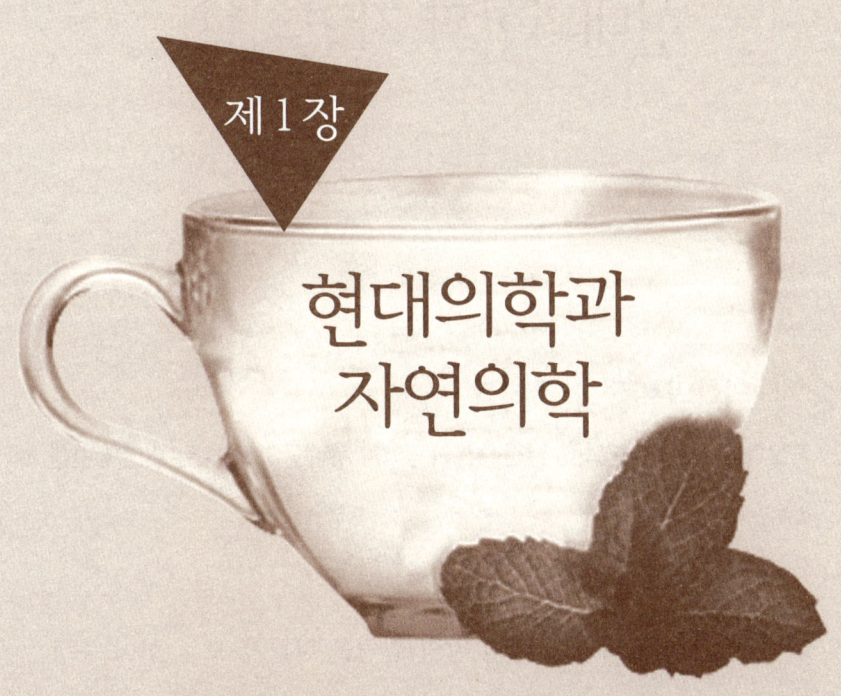

제1장

현대의학과 자연의학

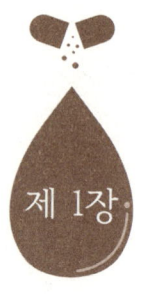

제1장
현대의학과 자연의학

1. 현대의학의 발전과 문제점

자연의학이란? 서양의학이 남긴 여분의 영역을 채워줄 미래의학은 어떻게 탄생할까?

19세기, 관점에 따라 질병의 발병 원인을 다르게 보는 설이 등장했습니다. 그 대표적인 인물은 프랑스의 루이 파스퇴르 | Louis Pasteur, 1822~1895 | 와 클로드 베르나르 | Claude Bernard, 1813~1878 | 입니다. 파스퇴르는 세균이 질병의 원인이라고 주장했고, 베르나르는 사람의 면역력에 따라 질병이 다르게 나타날 수 있다고 했습니다. 그 후 우크라이나 태생의 프랑스 세균학자 엘리 메치니코프 | Élie Metchnikoff, 1845~

1916 | 가 실험을 통해 베르나르의 주장이 맞다는 것을 증명했습니다. 실험 대상자에게 똑같은 수의 세균을 주입했을 때 파스퇴르의 주장대로라면 누구든 병에 걸려야 하지만, 어떤 사람은 질병에 걸리고 또 어떤 사람은 걸리지 않는 결과가 나온 것입니다.

그러나 당시에는 제약회사를 등에 업은 파스퇴르의 주장이 주류를 이뤘고 베르나르의 주장은 묻혀버렸습니다. 그러다가 21세기 정보 소통의 시대가 오면서 다시 면역력이 부상하기 시작했습니다. 현대의학이 면역력의 중요성을 인정하면서 면역력강화제 등의 치료제가 등장했지만 진짜 면역력은 외부에서 주는 게 아니라 내 몸 스스로 만들고 끄집어내는 것으로 알려져 있습니다.

최근 수십 년간 현대의학은 다양한 산업과 함께 획기적으로 발전했고 덕분에 급성질환, 감염질환, 외상, 응급치료에 많은 진전이 있었습니다.

우리가 흔히 알고 있는 '의사'란 Allopathic Medicine Doctor | MD | 로 이들은 증상에 따른 치료를 우선시합니다. 다시 말해 이들은 열이 나면 해열제를, 통증이 있으면 진통제를, 염증이 있으면 항생제를, 혈압이 높으면 혈압강하제를, 혈당이 오르면 혈당강하제를 투여합니다. 이로써 몸이 편안해지면 시간이 지나면서 무너진 밸런스가 정상화되고 합병증을 예방하는 것이 치료 개념입니다.

반대로 질병이 발생했을 때 환자의 몸 전체를 관찰해 상황을 개

선해주는 의사를 Osteopathic Medicine Doctor | DO | 라고 합니다. 이와 유사하게 질병의 예방 및 면역력에 초점을 두고 원인치료에 집중하면서 전체적으로 자연치유력을 이끌어내는 의사를 Naturopathic Medicine Doctor | ND | 라고 합니다.

제 2차 세계대전 전에는 미국에 자연의학을 다루는 대학이 20개가 넘고 자연요법 의사 수도 만 명에 이르렀지만 전쟁 이후 대증요법의학이 급속도로 발전하면서 자연요법 의과대학은 2개로 줄어들었습니다. 그런데 시간이 지나면서 최고 의학으로 여겼던 대증요법의학의 한계가 드러나기 시작했습니다. 현대의학의 발전에도 불구하고 만성질환과 면역질환이 더 늘어났던 것입니다. 이로 인해 1970년대에서 1980년대까지 미국에서 자연의학의 르네상스 시대가 다시 열리게 되었습니다.

자연의학에서는 임상영양학, 동양의학 | 침구학 |, 생약요법, 동종요법 | Homeopathic Medicine |, 물치료, 물리요법, 예방 및 생활상담 등을 공부합니다. 미국에서는 "대체의학"이란 이름으로 1992년 공식 출발하였으며, 유럽에서는 "보완의학"으로 주로 불리는 자연의학은 자연에 기초한 치료중심으로 자연치유력을 활용하여 만성질환을 다스리고 치료하는 의학입니다. 현대의학은 비자연적이고 수동적이며 일시적인 증상치료 중심이며, 대체의학은 자연적이며 면역력을 강화해서 능동적이며 근원적인 치유를 하게 됩니다.

외상이나 급성감염등의 질환에는 현대의학을 이용하는 것이 최선이지만, 만성질환이나 건강관리면에서는 자연의학이 효율적으로 우리몸의 균형을 잡아 줄 수가 있는 것입니다. 대체의학은 Holism | 전체론 | 개념에 기초해서 '몸과 마음은 하나다. 건강을 유지하기 위해서는 치료가 아닌 예방이 우선이다. 치료를 위해서는 몸 전체를 본다.'는 원칙을 활용하는 의학인 것입니다. 히포크라테스는 "병을 앓고 있는 환자를 잘 아는 것이, 환자가 앓고 있는 병을 아는 것보다 더 중요하다."라고 말했습니다.

특히 동종요법은 미량의 생약 추출물을 이용해 면역계를 자극하고 인체가 지닌 자가치료 기전을 발동시켜 질병을 치료하는 방법으로 70~80년대에 자연의학의 주류를 이뤘습니다. 1952년에는 캐나다의 정신과 의사 아브람 호퍼 | Abram Hoffer | 와 험프리 오스몬드 | Humphry Osmond | 가 분자교정의학을 시작했는데, 이것은 개인의 영양학적 필요량에 따라 음식 및 영양물질 | 비타민, 미네랄, 아미노산, 지방산 | 섭취로 영양의 균형을 이루는 방법입니다. 다시 말해 우리 몸에서 이루어지는 중요한 생물학적 기능은 세포 수준이 아니라 분자 수준에서 일어난다는 전제 아래 수십만 개의 분자로 이뤄진 각 세포의 기능과 밸런스를 잡아주는 치료입니다. 1968년 라이너스 폴링 | Linus Pauling | 박사가 '분자교정 정신의학'이라는 용어를 사용하면서 분자교정이란 단어가 등장했습니다. 폴링 박사는 비타민 C 메가도즈요법을 감기 및 암

환자에게 적용하기도 했습니다.

현대의학의 주류인 대증요법은 질환이 같으면 같은 성분, 같은 양을 투여하지만 분자교정의학에서는 개개인의 특성에 맞게 맞춤 처방을 합니다. 비타민이나 미네랄을 섭취할 때 일일권장량을 중요시하는 사람도 있는데, 이것은 아주 건강한 사람이 질병을 예방하는 데 필요한 최소량에 해당됩니다. 그러므로 보통 혹은 반건강 상태인 경우에는 더 많은 양을, 더 자주 섭취하는 것이 현명합니다.

한편 제약 산업 발전으로 많은 약물이 연구 및 생산되면서 약물 부작용이 대두되기 시작했습니다. 1953년 독일은 진정제 목적으로 탈리도마이드를 개발했는데 임신부의 입덧 방지 효과가 뛰어나 1957년에서 1961년까지 4년간 유럽은 물론 세계 50여 개국에 인기리에 팔려 나갔습니다. 그런데 이를 복용한 임신부가 팔다리에 결손이 있는 기형아를 출산하는 엄청난 부작용이 발생하기 시작했습니다. 당시 이 약물이 혈관생성을 억제해 그런 부작용이 발생한다는 사실이 밝혀지면서 약물 부작용이 세계적인 이슈가 되었습니다.

또한 전 세계 사망원인 1위인 심혈관질환의 주원인이 고콜레스테롤이라는 것이 밝혀지자 스타틴 계열의 약물이 엄청나게 팔리기 시작했습니다. 지금도 많은 사람이 고지혈증이라는 진단 아래 이 이약을 복용하고 있습니다. 그런데 스타틴 계열의 약을 장기 복용하면 근육통, 간 손상, 신장 손상, 불면증, 백내장, 만성피로, 발기부전뿐 아니라 세포 변이로 암까지 생길 수 있습니다.

약물을 3~6개월 이상 복용하면 우리 몸의 자율신경인 교감신경과 부교감신경의 균형이 무너지면서 교감신경 우위 상태가 지속됩니다. 이로 인해 혈압과 혈당이 상승하고 가슴 두근거림, 불면증, 과립구 우위에 따른 염증, 면역 저하 등이 발생합니다. 가령 팔다리가 아파서 진통소염제를 복용할 경우 이것이 장기간 이어지면 결국 혈압약, 당뇨약, 진정제, 수면제, 소염제, 면역증강제 등을 복용하는 상황으로 확대됩니다. 나아가 이로 인한 소화불량으로 소화제와 변비약은 물론 다양한 화학약품 등을 먹으면서 속이 쓰려 제산제나 위산억제제까지 먹고 맙니다.

실제로 어르신들의 가방을 열어보면 다들 비슷한 약을 먹고 있음을 알 수 있습니다. 어쩌다 약을 깜박 잊고 챙기지 못하면 친구의 약을 얻어서 먹어도 될 정도입니다.

검사 수치를 최우선으로 생각해 상황에 따라 달라지는 혈압과 혈당의 변동성을 무시하고 약에만 의존하면 영원한 약의 노예가 됩니다. 더 큰 문제는 약을 먹지 않으면 잘못되지 않을까 하는 두려움 때문에 끊지 못하는 데 있습니다. 중풍, 치매 등에 걸려 자식에게 누를 끼칠까 두려워 약을 복용해야 마음이 편하다는 사람도 있습니다. 그러나 식품에 들어 있는 '화학첨가물'은 꺼리면서 환자가 복용하는 '화학약품'은 왜 계속 먹는지 생각해봐야 합니다.

생활습관, 특히 식습관을 바꾸고 원칙에 맞는 운동 및 활동으로 자가치유력을 최대한 끄집어내야 약에 대한 의존도를 줄이고 건강을 관리할 수 있습니다. 이때 약을 갑자기 끊으면 리바운드 현상이 나타나기도 하므로 서서히 줄여나가야 합니다. 5년 이하로 약을 복용한 경우에는 3~6개월에 걸쳐 생활습관을 바꾸고 해독과 영양요법을 병행합니다. 5년이 넘은 경우에는 6개월~1년의 시간을 두고 천천히 약을 끊어야 합니다.

첫째 달에는 하루 두 번 복용을 하루 한 번으로 줄이고, 하루 한 번 복용은 이틀에 한 번으로 줄입니다. **둘째** 달에는 3일에 한 번 복용으로 줄이고 **셋째** 달에는 7일에 한 번씩 복용합니다. 약으로 증상을 꾹 눌러 검사수치를 맞춰 놓았기 때문에 약을 끊을 경우 검사수치가 크게 오르기도 합니다. 그래서 시간을 두고 복용량을 줄이며 천천히 끊어야 합니다. 복용하던 약을 줄일 때는 영양학적 소견이 있는 의학전문가의 도움을 받는 것이 가장 현명한 방법입니다.

언젠가 한 방송에서 건강하고 멀쩡하던 청년이 감기약을 무분별하게 먹는 바람에 의식을 잃고 전신에 물집이 생기는 모습을 보았습니다. 그는 몸 전체가 부어 형체를 알아보기 힘들 정도였습니다. 이를 '스티븐-존슨 신드롬'이라고 하는데, 그 환자를 보면서 의과대학 시절 첫 약리학 시간에 교수가 칠판에 "약은 독이다"라고 적었던 일이 기억났습니다. 실제로 약은 독이 될 수도 있습니다. 그럼에도 불구하고 우리 주위에는 '약은 보약'이라는 생각으로 약에 의존하거나 약에 자신의 몸과 건강을 내맡긴 사람이 여전히 많습니다. 참으로 안타까운 현실이라고 할 수 있지요. 어떤 방송에서 의과대학 교수님이 약물의 부작용에 대하여 강조하셨답니다.

"내게도 고혈압이 있습니다. 당뇨도 있습니다. 나도 고혈압약과 당뇨약을 먹어야 하는데 내가 나 자신에게 처방을 하려니까 도저히 못하겠더라고요. 이 약에는 이런 부작용이, 저 약에는 저런 부작용이 있고 또 독작용까지 있음을 알고 있으니까요. 그것이 너무 무서워서……. 그러한 부작용이 새 발의 피에 불과하다고 여겨질 때 약을 먹는 것입니다. 만약 비약물 요법이 있다면 우선 그것부터 시행해야 합니다."

아무리 생각해도 지당한 말이라 영양요법 강의 때마다 그 교수님의 얘기가 지금도 선명히 기억납니다.

2. 현대인의 건강 상태

반건강 상태로 기능 이상을 보이는 현대인의 고통을 살펴보고 영양요법의 필요성 인식하기

어릴 적 나는 봄이면 산에서 산딸기를 따 먹고 자연에서 자란 여

러 가지 과일을 먹었습니다. 여름에는 참외와 수박, 가을에는 단감·홍시·밤을 먹었고 겨울에는 고구마나 감자를 삶아먹었지요. 그런데 어느 순간부터 과자 맛을 알게 된 나는 자연이 주는 맛보다 가공식품의 달콤하고 고소한 맛을 우선시하게 되었습니다. 부모님이 주신 용돈으로 이것저것 군것질을 하고 라면 맛까지 알게 되면서 자연의 맛을 외면한 것입니다.

돈가스, 스파게티, 피자, 프라이드치킨, 삼겹살의 맛에 길들여지면서 날씬하던 배가 점점 불룩해지더니 술맛과 술의 향기에 취하기 시작할 무렵에는 전체적으로 몸이 붓고 비만이 찾아왔습니다.

나뿐 아니라 옛날의 날씬했던 사진들을 보면서 '어쩌다 내가 이렇게 되었지?'라고 생각하는 사람이 꽤 많을 겁니다. 그런데 서글프게도 나이에 기대 나잇살이라고 핑계를 대는 것이 우리의 자화상입니다.

몸과 마음은 건강 상태 |healthy|, 반건강 상태 |dis-ease|, 질병 상태 |disease|로 나눌 수 있는데, 우리는 대부분 반건강 상태에 놓여 있습니다. 아쉽게도 반건강 상태는 현대 의료기기로 진단해도 밝혀내기가 힘듭니다. 혹자는 이것을 '미병 상태'라고 부르는데, 이는 병에 걸리지는 않았지만 딱히 건강하지도 않은 상태를 말합니다. 그 이유는 해부학적, 구조적으로 변화가 오기 전에 기능 이상이 나타나는 단계이기 때문입니다.

이 기능 이상 상태가 반건강 상태이며 아무리 병원을 찾아다녀도 이상이 없다는 말을 듣습니다. 그러나 본인은 힘들고 아픈 경우가 많아 소위 용하다는 곳을 찾기 시작하고 결국 신경성이라는 진단을 받고 맙니다. 기능 이상 상태에서는 약물이나 수술보다 비타민, 미네랄, 효소 등을 이용해 기능을 정상화함으로써 몸 전체의 밸런스를 잡아주어 건강 상태로 되돌릴 수 있습니다.

이러한 반건강 상태는 다시 준건강 상태와 준질병 상태로 나뉩니다. 준건강 상태란 몸 상태가 최적은 아니지만 건강해지려는 의지를 가지고 노력하는 상태를 말합니다. 준질병 상태는 지금 질병에 걸린 것은 아니어도 계속 좋지 못한 습관에 노출된 상태를 의미합니다.

반건강 상태로 기능 이상이 오래 가면 우리 몸도 서서히 변화를 일으키고 결국 세포 변이와 조직 변화로 증상과 함께 해부학적 구조 변화를 겪습니다. 여기에 이르면 우리는 진단기기로 증상을 찾아낼 수 있고 질병 상태로 진단을 받습니다. 질병 상태에서는 반드시 의학적 도움을 받는 것이 현명합니다. 의술로 치료한 다음에는 기능을 정상화하기 위해 영양요법을 실행해야 합니다.

나이가 들고 노화가 진행될수록 우리 몸은 활성산소의 공격을 받는 일이 늘어납니다. 이 경우 세포나 세포 내 구조물, 특히 미토콘드리아의 변형이 생기면서 기초대사량이 떨어지고 조금만 먹어도 살이 찌는 현상이 벌어집니다.

결국 비만, 그중에서도 내장비만은 내 몸의 기능 이상 상태가 심해지면서 드러난 반건강 상태를 나타내는 지표입니다. 우리 주위를 둘러보면 건강 상태보다 반건강 상태에 놓인 사람이 더 많다는 것을 알 수 있습니다. 반건강 상태를 건강 상태로 돌리기 위한 현명한 선택과 결단이 필요한 시점입니다.

아쉽게도 반건강 상태를 건강 상태로 되돌려주는 약물은 없습니다. 한 가지 방법은 식습관 및 생활습관 변화, 운동 등으로 자신과의 싸움을 시작해 끝까지 해내는 것입니다. 구체적으로 좋은 방법을 제시하면 물 제대로 마시기, 배를 따뜻하게 하기, 음식을 천천히 배부르지 않게 골고루 먹기, 비타민과 미네랄 보충하기, 바른 자세 유지하기, 1년에 최소한 한 번 이상 해독하기 등이 있습니다.

3. 건강관리 산업의 발전

질병 산업과 식품 산업이 남긴 여러 문제와 그 해결책으로 떠오른 건강관리 산업의 전망

농경사회에는 땅 부자, 산업사회에는 기업가, 지식정보사회에는 창의적인 아이디어맨이 부를 거머쥐었지만 현재의 웰빙 시대에는 건강관리 산업에서 많은 부자가 나올 거라고 경제학자들은 예견합니

다. 특히 미국의 폴 제인 필저 |Paul Zane Pilzer| 는 자신의 책 《건강관리 혁명》에서 건강관리를 산업적 측면에서 바라보고 있습니다. 1908년 헨리 포드가 자동차 대량생산 시대를 연 이후 자동차 관련업에서 많은 부자가 나왔고, 1981년 IBM이 컴퓨터 시대를 열면서 관련 산업의 부자가 많이 나온 것처럼 앞으로는 건강관리 산업이 그 뒤를 이어갈 것이라는 얘기입니다.

우리는 과거에 100년 혹은 그 이상의 단위로 일어나던 변화들이 10년 내외로 일어나는 변화의 소용돌이 속에서 살고 있습니다. 차세대 황금알을 낳는 고부가가치 산업은 생물학과 분자생물화학의 획기적인 발전을 기초로 한 건강관리 산업이 될 것입니다. 전 세계는 현재 세계경제의 성장을 주도하고 그 성과를 일군 베이비부머 세대가 은퇴하기 시작하는 시점에 있습니다. 그들의 최고 관심은 어떻게 하면 노후를 편안하고 건강하게, 젊게 보낼 것인가에 있습니다. 즉, 베이비부머 세대는 노화 과정을 수동적으로 받아들이기를 거부하고 젊음을 유지하기 위해 노력하는 첫 건강관리 세대입니다.

이들이 부동산에 관심을 기울일 때 돈은 부동산으로 흘러갔고, 주식이나 채권에 관심을 가질 때도 마찬가지였습니다. 결국 부|富| 도 그들의 관심 분야로 흘러갈 수밖에 없습니다. 그들을 뒤따르는 X 세대는 베이비붐 세대들이 확립한 적극적인 건강관리와 항노화를 의료의 기준으로 받아들일 것입니다. 현대의학이 눈부시게 발전한 것은

사실이지만 근본적으로 치료할 수 있는 질병은 겨우 20퍼센트에 불과합니다.

건강과 관련된 산업 분야에는 세 가지가 있습니다.

첫째, 질병 산업으로 병원, 제약 산업, 의료기기 산업 등이 있습니다. 이들 산업은 수동적인 특징을 보이며 사람들은 질병에 걸렸을 때만 소비자ㅣ환자ㅣ가 됩니다. 사실 그 산업의 소비자가 되고 싶어 하는 사람은 없습니다. 이 분야는 제2차 세계대전을 계기로 지금까지 엄청나게 발전했고 급성질환이나 외상, 응급의학 등에 큰 공헌을 했습니다. 하지만 약물 부작용과 만성질환, 면역성질환은 아직 해결하지 못하고 있습니다.

둘째, 식품 산업이 있습니다. 지난 수십 년간 식품 산업이 우리의 입맛 변화를 선도하면서 우리는 몸보다 혀가 원하는 음식과 식품에 길들여졌습니다. 이처럼 가공식품의 천국이 되어버리자 식이섬유는 부족하고 많은 식품보존제, 향신료, 인공감미료 등은 증가하는 현실 속에서 비만 인구가 폭발적으로 늘어나고 있습니다.

전 세계인의 비만화는 식품 소비량을 계속 늘리고 있습니다. 이는 식품 산업의 전략으로 일단 가공식품의 맛에 길들여지면 생산량과 소비량이 계속 증가하면서 사람들의 몸은 거대해지거나 비만화합니다. 전 세계인의 비만화ㅣGlobal + Obesity = Globesity, 글로비시티ㅣ라는 신조어가 생길 정도입니다. 뚱뚱한 소비자는 식품회사에 최대 이윤을 제공하는 판매층으로 이 불운한 개개인은 정상체중인 사람의 두 배 이상을 소비합니다. 실제로 이들은 식품회사들의 목표시장으로 알려져 있습니다.

몸에 들어온 독소는 지방친화성이라 지방에 쌓이고 이것이 반복되면 스트레스, 비만, 고혈압, 당뇨, 고지혈증으로 이어지는 대사증후군이 생깁니다. 과거에는 이런 증후군이 성인에게만 생긴다고 해서 성인병으로 불렸지만 지금은 30~40대, 심지어 청소년에게도 나타나 생활습관병으로 불리고 있습니다. 생활습관 중에서도 배부르지 않게, 골고루, 천천히 섭취하는 올바른 식습관을 실천하지 않으면 생활습관병을 해결할 수 없습니다. 그런데 안타깝게도 이것을 실천하지 않아 약물에 의존하는 경우가 아주 많습니다.

현재 5대 질병으로 불리는 암, 고혈압, 당뇨, 고지혈증, 중풍도 잘못된 식습관과 생활습관에서 시작됩니다. 더 큰 문제는 쉽고 편안함을 추구하며 잘 참지도 못하는 현대인의 속성에 맞게 혈압이 오르면 혈압약, 혈당이 오르면 당뇨약, 고지혈증이 생기면 스타틴 계열 약물로 해결하려 하는 사람이 많다는 데 있습니다. 그 근본 원인인 스트레스와 비만, 인슐린저항성에 대해 생각해보거나 알아보는 사람은 거의 없습니다. 물론 아무도 가르쳐주지도 않지요. 그저 식이조절과 운동을 병행하라는 상식적인 수준의 충고밖에 들을 수 없는 게 현실입니다.

근본적인 노력 없이 증상에 따라 약을 처방함으로써 평생 약의 노예로 살게 만드는 지금의 의료 현실은 반드시 고쳐야 합니다. 각자 현명한 의료 소비자가 되려면 정확한 건강관리 원칙을 배우고 그것을 사랑하는 가족과 주위 사람들에게 알려야 합니다. 가령 대사증후군은 인슐린저항성이 근본 원인이며 이를 개선하는 식습관을 익히면 약물의 장기 복용으로 인한 부작용을 막는 동시에 치료가 가능합니다.

음식은 건물을 지을 때의 시멘트나 벽돌 같은 역할을 하므로 대충 배부르게 먹기보다 골고루 좋은 음식을 먹어야 하며, 영양학은 약물치료에 선행되어야 합니다. 안타깝게도 어린이는 인스턴트식품과 가공식품을 선호하고 청장년층은 기름지고 자극적인 음식과 과음, 과식, 폭음, 폭식, 지나친 다이어트에 길들여져 있습니다. 반면 노인은 음식을 제대로 챙겨먹지 않고 대충 배부르게 먹는 경우가 많습니다. 그런 의미에서 현대인의 만성질환은 음식과 영양을 통한 자연치유력을 90퍼센트 비율로 주치료로 삼고 의료와 약을 10퍼센트 비율로 보조치료로 해야 합니다. 그만큼 히포크라테스의 지혜로운 말이 우리에게 시사하는 바가 아주 큽니다.

"음식이 약이고 약이 음식이다. 음식으로 치료하지 못하는 병은 약으로도 치료할 수 없다."

셋째, 건강관리 산업입니다. 히포크라테스는 질병 치료만큼 예방의 중요성에 초점을 맞춘 최초의 의사입니다. 그는 고른 영양 섭취와 적당한 운동이 질병을 예방하고 건강을 회복하는 열쇠라고 가르쳤습니다. 요즘에는 식사시간에 나누는 대화의 주제가 점점 건강관리 문제로 옮겨가고 있습니다. 어떤 음식과 건강기능식품 혹은 영양보충제를 먹어야 하고 어떻게 운동해야 하는지, 질병을 피하고 노화 속도를 줄이려면 어떻게 해야 하는지 등에 관한 이야기가 식사시간 대화의 주제가 된 것입니다. 이는 건강관리라는 거대한 파도의 시작입니다.

전체 한국인의 3분의 1가량이 비만, 심혈관 문제, 만성 스트레스에 노출돼 있습니다. 이들은 병원은 찾아가지만 자신의 건강을 스스로 돌보는 건강관리는 하지 못하고 있습니다. 만약 부작용 없는 천연제품으로 대사증후군의 생활습관을 바꿔주고 실행하게 해주는 건강관리 제품이나 임상학적으로 증명된 건강기능식품이 있다면 한 번쯤 관심을 기울이고 경험함으로써 자신의 건강관리 방법으로 이용하는 지혜로운 선택이 필요한 때입니다. 시장성이 풍부한 그 분야에서 아마 많은 부자가 탄생할 것입니다.

2015년 한국 경제를 힘들게 한 메르스 사태는 역사의 한 장을 장식할 것입니다. 그때 발달한 현대의학이 한계를 드러냄으로써 우리는 다시 한 번 겸손을 배웠습니다. 어쩌면 쉽고 편안하게 약물에 의존하기보다 자기 몸을 스스로 관리하면서 신이 우리에게 주신 자가치유

력|면역력|을 일깨우라는 가르침인지도 모릅니다. 아무튼 메르스는 건강관리의 중요성을 일깨워주었고 건강관리식품 산업과 바이오 산업의 가치를 높이는 계기가 되었습니다.

앞으로도 많은 바이러스가 우리를 힘들게 할 것입니다. 바이러스 질환은 무엇보다 예방이 중요하며, 그중에서도 각 개인의 면역 상태가 매우 중요하므로 개인의 면역력을 최고로 높여주는 제품 및 방법이 향후 건강관리 산업의 커다란 부분을 차지할 것으로 보입니다. 공격에 지나치게 길들여진 현대인에게 수비의 중요성을 일깨워준 메르스 사태는 쉽게 잊히지 않을 것입니다.

건강관리 산업은 적극적인 특성을 보이며 사람들은 더 건강하기 위해, 노화를 막기 위해, 질병 산업의 소비자|환자|가 되지 않기 위해 자발적으로 이 산업의 소비자가 될 가능성이 큽니다. 그런데 오늘날 제품가격의 70~80퍼센트에 해당하는 비용이 바로 유통비입니다. 1970년부터 약 30년간 세계적인 부자는 제조보다 유통 쪽에서 많이 등장했다는 사실을 고려할 때 앞으로 건강관리 제품 유통에서 많은 부자가 나올 것으로 보입니다.

유통은 크게 지적 유통과 물리적 유통으로 나뉩니다. 지적 유통은 제품 안내 및 설명 등의 교육이 따라야 하는 반면, 물리적 유통은 교육 없이 누구나 사용해본 제품을 유통시키는 것으로 빠르고 값싼 것을 우선시합니다. 그래서 건강기능식품 등은 물리적 유통보다 지적 유통을 선택해야 가치 있는 제품이 될 수 있습니다.

건강관리 산업에는 건강 관련 제품을 만드는 제조업자, 피트니스 같은 건강관리 서비스 제공업자, 지적 유통을 하는 건강관리 유통 컨설턴트, 투자자, 웹사이트나 앱을 통해 건강 관련 전문지식을 제공하는 사업 등이 있습니다. 한마디로 건강관리 산업은 질병 산업과 식품 산업이 만들어놓은 여러 가지 문제에 해결방법을 제시하는 블루오션 산업입니다. 처음에는 양적 수요가 증가하지만 결국에는 질적 수요ㅣ더 나은 품질의 제품ㅣ가 대세가 될 것으로 예상됩니다. 아직까지는 건강관리 산업의 어떤 분야도 시작 단계에 불과합니다. 여러분은 지금 과거의 경험과 지식을 어디에 쓰는 것이 좋을지 결정해야 하는 중요한 시점에 놓여 있습니다.

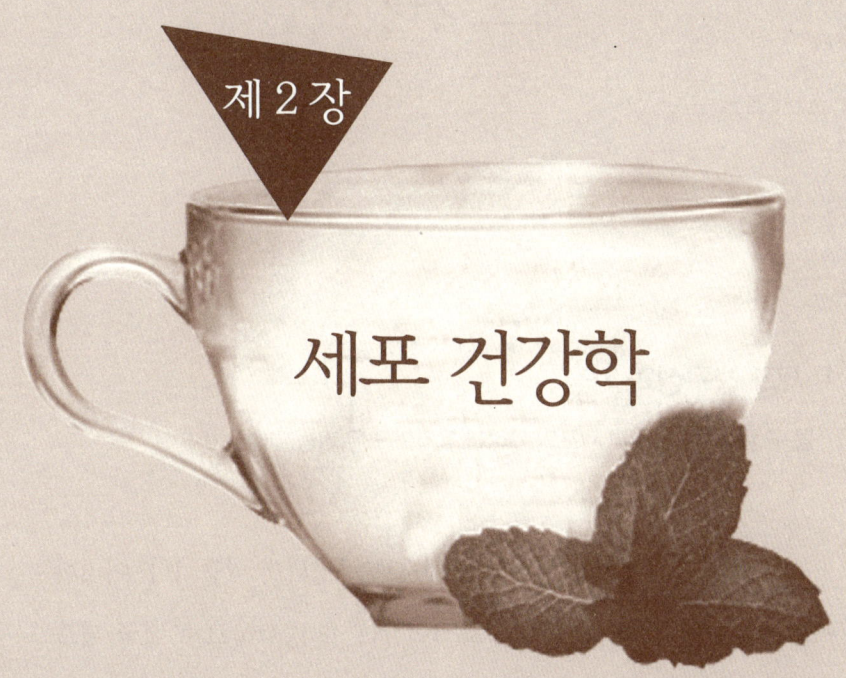

제 2 장

세포 건강학

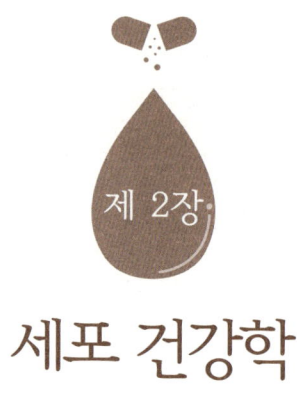

세포 건강학

1. 세포의 구성과 기능
몸 구성의 기본단위인 세포의 구성과 각각의 고유 기능 알아보기

우리 몸은 평균 60조 개가 넘는 세포로 구성되어 있습니다. 이러한 세포들이 모여 조직을 만들고 조직이 기관을 형성하므로 결국 세포 건강이 한 사람의 건강을 좌우합니다. 물리적이든 화학적이든 정신적이든 우리 몸의 세포가 손상을 입은 것이 질병입니다.

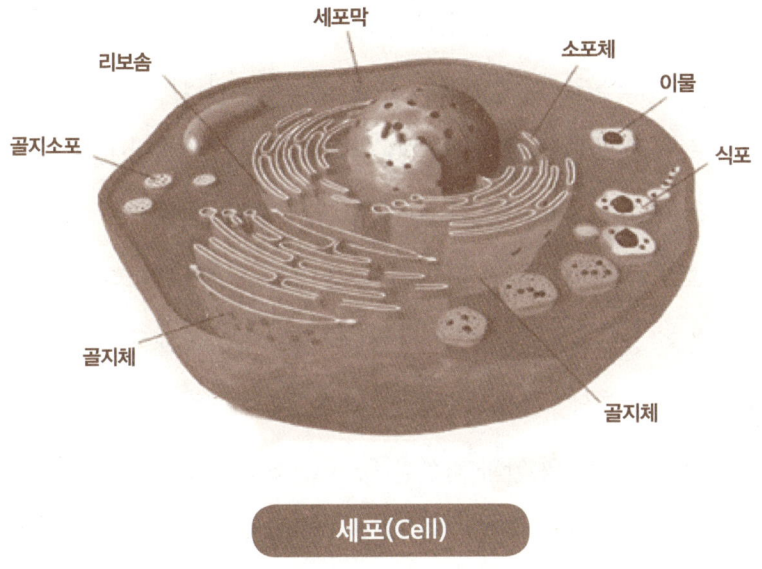

세포(Cell)

생명의 기본단위인 세포에는 핵이 있어서 세포의 생명활동을 전체적으로 통제하며 세포증식 기능을 담당합니다. 핵 안에는 유전자 정보를 가진 DNA로 구성된 염색체가 있습니다. 소포체는 세포 안의 물질을 운반하는 이동 통로입니다. 그 표면에 리보솜이 있는 것│조면소포체│은 단백질 합성에 관여하고 리보솜이 없는 것│활면소포체│은 지질대사에 관여합니다. 리보솜은 세포질 속에서 조면소포체에 붙어있고 이곳에서 단백질 합성이 이루어집니다. 골지체는 단백질을 일시적으로 저장 및 분비하는 기능을 하며, 리소좀은 세포 내의 불필요한 물질을 분해해 세포 밖으로 배출시킵니다. 병들고 늙은 세포를 분해 및 소화하려 할 때는 세포괴사나 세포자멸의 형태를 취합니다.

세포 내에서 제일 중요한 것은 미토콘드리아입니다. 이것은 세포 내에서 세포 호흡을 통해 에너지를 만드는 세포의 엔진이자 에너지 공장으로 세포 하나에 1,000~3,000개의 미토콘드리아가 있습니다. 세포막은 세포를 둘러싼 막으로 세포 안과 밖을 구별하며 세포 내 물질을 보호하는 동시에 세포 간의 물질 이동을 조절합니다. 이러한 세포막은 주성분이 지질층이라 극성이 작은 지용성 물질은 쉽게 통과하지만, 크기가 큰 수용성 물질은 통과하기 어렵습니다. 인지질의 친수성 머리는 세포의 안과 바깥을 향하고 소수성 꼬리는 물과 접촉하지 않는 안쪽으로 향해 쌍으로 배열되어 있습니다. 세포막은 삼투 같은 수동적 이동뿐 아니라 에너지를 소비하면서 능동적인 수송도 합니다.

세포를 도시에 비유하자면 세포 전체를 통제하는 핵, 단백질을 생산하는 리보솜, 도시 곳곳을 연결하는 도로망 같은 소포체, 에너지를 생산하는 공장인 미토콘드리아, 창고형 할인마트역할을 하는 골지체, 환경미화원이나 청소부 역할을 하는 리소좀, 도시를 둘러싸는 세포막으로 구성되어 있습니다.

이러한 세포 속 7대 영양소의 기능을 살펴보면 다음과 같습니다.

단백질은 세포막을 구성하는데 단백질에서 분해된 아미노산은 핵 |DNA|을 만듭니다. 지방은 세포막의 주성분으로 지용성비타민의 흡수와 운반을 돕습니다. 탄수화물은 주요 에너지원인 글루코스로 분

해되어 세포 속 미토콘드리아에서 세포호흡을 통해 에너지로 활성화됩니다. 비타민과 미네랄은 호르몬처럼 몸의 생리 기능을 조절하고 미토콘드리아에서 조효소로 작용합니다. 물은 몸의 70퍼센트를 차지하며 체온과 여러 가지 생리 기능을 조절하고 영양소를 운반 및 배설합니다. 7대 영양소인 식이섬유는 당대사, 지질대사, 정장 작용을 조절하는 중요한 영양소로 세포 건강과 제 기능을 다하는 건강한 세포로 재생되는 데 필요한 영양소로 알려져 있습니다.

우리 몸의 세포는 매일 약 10억 개가 죽으며 세포가 손상되면 보통 부풀어 터져 내용물이 세포 밖으로 빠져나옵니다. 또한 세포는 오래 살수록 독소에 노출되기 쉽고 암세포로 변이될 수 있으며 혈액이나 장세포는 스스로 괴사합니다. 정상세포가 밖으로 배출되면서 새로운 세포가 생성되기도 하는데 예를 들면 정액과 난자, 월경, 피부각질, 침, 머리카락, 손·발톱, 헌혈 등이 있습니다.

죽은 세포가 배출되고 새로운 세포로 교체되는 세포 주기에는 일정한 사이클이 있습니다. 대개 장세포는 12시간, 위장세포는 2~3일, 피부각화와 월경은 28일 주기로 일어납니다. 전체적으로 60조 개 세포 중 매일 2퍼센트 정도가 새것으로 교체되며 평균 3개월 주기로 교체가 일어납니다.

세포교체기에는 병적인 세포가 정상세포로 교체되면서 몸살, 발열, 통증, 출혈 등의 증상으로 힘들어지기도 하는데 이것을 자연의학

에서는 치유의 위기 | Crisis of Healing | 라고 하며 동양의학에서는 명현현상, 호전반응이라고 부릅니다. 'No Pain, No Gain'이라는 말처럼 성공을 위해서는 그만한 대가를 지불해야 한다는 것을 우리 몸의 세포교체에서도 볼 수 있습니다. 만성질환을 앓거나 반건강 상태가 심한 사람은 변질된 세포가 많아 세포교체기에 더 힘들어하는데, 일정 기간이 지나면 세포가 깨끗해지면서 그러한 증상이 사라지므로 여유를 가지고 기다리는 지혜가 필요합니다. 그 판단 기준은 섭취를 중단했을 때 반응이 나타나지 않으면 명현현상, 섭취를 중단해도 반응이 계속되면 다른 원인으로 인한 증상으로 봅니다. 증상이 심할 때는 섭취를 일정 기간 중단한 후 상태를 살펴본 뒤 적은 양부터 다시 섭취하는 것이 좋습니다.

2. 미토콘드리아

세포 내 기능 중 가장 중요한 기능인 에너지 생산의 원리와 그 활용법 이해하기

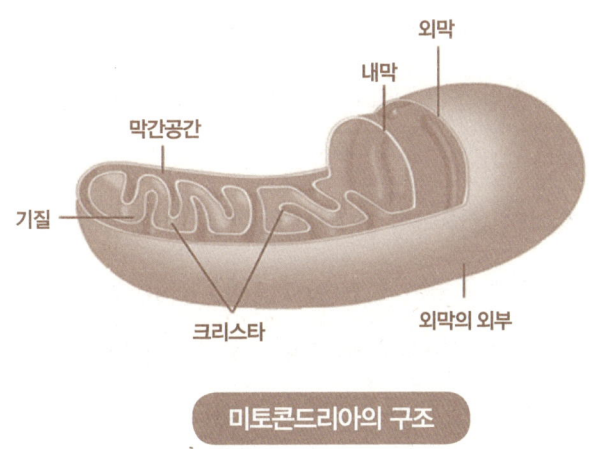

미토콘드리아의 구조

　세포 내에 존재하는 물질 중 우리의 생명활동에 필요한 에너지를 만드는 미토콘드리아는 자동차로 치면 엔진과 같습니다. 엔진에서 동력이 만들어져 바퀴가 굴러가면서 자동차가 움직이는 것처럼 미토콘드리아에서 우리가 생각하고 움직이는 데 필요한 에너지를 만듭니다. 또한 자동차가 휘발유나 디젤, 가스를 연료로 사용하듯 미토콘드리아는 우리가 먹은 음식물이 분해되어 생성된 포도당, 지방산, 아미노산을 연료로 사용합니다.

　이러한 에너지 공장에는 두 가지가 있는데 하나는 주공장인 미토콘드리아 공장으로 산소를 필요로 하는 유산소 공장입니다. 여기에

서는 포도당 1분자당 36개의 ATP를 만들며 우리 몸 ATP의 95퍼센트를 생산합니다. 다른 하나는 부공장으로 해당계 에너지 공장이자 산소를 필요로 하지 않는 무산소 공장이며, 급할 때 필요한 에너지를 만들고 포도당 1분자당 2개의 ATP를 생산합니다. 우리는 ATP를 이용해 웃고 울며 손발을 쓰고 폐를 통해 호흡하며 심장을 움직여 살아가는 것입니다.

영양소는 장에서 흡수되어 혈관 내 혈액을 타고 돌다가 영양소를 필요로 하는 세포로 흡수되고 결국 세포 안의 미토콘드리아로 들어갑니다. 첫 단계로 음식물이 분해되어 미토콘드리아로 들어올 때 아세틸조효소 A라는 물질로 바뀌는데 이때 비타민과 미네랄이 필요합니다. 그래서 비타민과 미네랄이 부족한 인스턴트식품이나 가공식품은 미토콘드리아 내로 들어가지 못해 에너지화하지 않고 지방으로 축적됩니다. 두 번째 단계에서는 이것이 크렙스 사이클 | TCA 회로 | 로 들어가 전자 추출 과정이 진행됩니다. 세 번째 단계에서 최종적으로 ATP라는 생체활성에너지가 만들어지며 이때 활성산소도 생깁니다.

에너지 효율 면에서 볼 때 미토콘드리아는 그 크기보다 숫자가 훨씬 더 중요합니다. 미토콘드리아를 움직이는 인자들을 위해서는 비타민과 미네랄 등을 충분히 공급해야 하며 생성되는 활성산소를 제거하기 위한 항산화제, 크렙스 사이클에 충분한 전자 전달을 위한 코큐텐 등도 필요합니다. 만일 미토콘드리아 숫자가 줄어들거나 크렙스 사이클의 회전속도가 늦어지면 에너지를 충분히 만들지 못해 신진대사가 느려집니다. 이 경우 몸에 들어와 에너지화하지 못한 포도당, 지방산, 아미노산이 나중에 쓰이기 위해 저장되는데 전부 지방으로 변환돼 지방세포로 축적됩니다. 이처럼 미토콘드리아의 숫자가 줄어들거나 기능이 떨어지면 비만이 옵니다.

미토콘드리아의 크렙스 사이클이 돌아가면서 에너지를 만들 때는 효소가 가장 큰 역할을 하며 충분한 비타민과 미네랄이 이런 효소 기능을 돕는 조효소로 작용합니다. 만약 비타민과 미네랄이 부족하면 미토콘드리아의 기능이 떨어집니다. 이 효소는 핵산을 통해 세포 안에서 만들어지기도 하지만 조효소나 보조인자는 몸에서 만들어지지 않습니다. 특히 미네랄은 몸 밖에서 반드시 공급해줘야 합니다.

세포 내의 미토콘드리아 수는 세포마다 차이가 많이 나며 세포 하나당 1,000개에서 3,000개에 이르기까지 다양합니다. 주로 뜨거운 장기나 활발하게 움직이는 장기에 많이 분포하며 몸의 근육세포에 가장 많은 미토콘드리아가 있는 것으로 알려져 있습니다. 나이가 들수록 근육세포가 줄고 더불어 에너지 생산량이 줄어들면서 기초대사량이 감소해 조금만 먹어도 살이 찌는 경우가 많습니다. 특히 척추 근육이나 허벅지 근육세포에 미토콘드리아가 많으므로 꾸준한 웨이트 트레이닝을 통해 허벅지와 척추근을 키워주는 운동이 중요합니다. 여기에다 미토콘드리아의 크렙스 사이클을 돌리는 효소를 돕는 비타민과 미네랄의 충분한 섭취가 미토콘드리아의 기능 향상에 필수적입니다.

섭취한 음식물을 에너지화하는가 혹은 저장하는가는 비타민과 미네랄 섭취가 좌우한다고 할 수 있습니다. 세포 속으로 포도당, 지방산, 아미노산의 3대 영양소가 들어올 때는 당연히 산소도 함께 들어오는데 사실 인체 내에서 산소를 가장 많이 사용하는 곳이 미토콘드리아입니다. 자동차에서 에너지를 만들 때 기름과 산소를 섞어 태우는 것처럼 에너지를 만드는 과정에는 산소가 반드시 필요합니다.

자동차에서 기름과 산소공급량이 맞지 않을 때 그을음이 생기듯 우리 몸의 영양소와 산소가 균형이 맞지 않으면 활성산소 | 0.2~2퍼센트 | 가 생깁니다. 활성산소를 가장 많이 만드는 곳이 미토콘드리아이며 이 활성산소는 순식간에 미토콘드리아에 달라붙어 미토콘드리아의 기능을 떨어뜨리거나 마비시킵니다. 미토콘드리아에는 활성산소를 무력화하는 항산화효소가 많으며 비타민과 미네랄도 항산화제 역할을 해서 미토콘드리아의 손상을 막아줍니다. 비타민과 미네랄을 충분히 섭취해야 하는 이유가 여기에 있습니다.

지방산이 혈액을 돌다가 세포가 필요로 할 때 미토콘드리아 내로 들어가려면 카르니틴과 코엔자임큐텐이 필요합니다. 이렇게 생성된 에너지를 쓰는 1순위는 뇌입니다. 뇌가 멈추면 생존자체가 끝나버리기 때문입니다. 또한 몸속 에너지를 아껴 소화계통의 작업량을 줄이고 대사효소의 활동을 끌어올려 자신의 몸 안에 존재하는 해독 시스템이 작동하도록 하는 것이 건강관리와 해독에서 가장 중요한 원칙입니다. 고지혈증으로 인해 스타틴 계열의 약물을 장기 복용하면 코엔자임큐텐의 합성이 줄어들고 체내 에너지 저하가 발생해 만성피로의 원인이 될 수 있습니다.

3. 활성산소 |프리래디컬|

에너지 생산 중에 발생하는 활성산소와 나도 모르게 섭취하는 여러 독소가 프리래디컬로 내 몸을 공격하는 원리 알기

분자는 양자와 그 주위를 짝을 맞춰 도는 전자로 이뤄져 있는데, 어떤 원인으로 이 전자가 짝을 잃으면 불안정해집니다. 이처럼 불안정해진 분자를 프리래디컬이라고 합니다. 이것은 화학적으로 유리기라 부르며 그 종류에는 활성산소, 과산화지질 등이 있습니다.

우리 몸의 세포를 공장에 비유하면 그 공장에서 불완전 연소된 5퍼센트 정도의 매연이 활성산소입니다. 활성이라고 하면 에너지와 관련된 '좋은 것'으로 보이지만 활성산소는 불안정한 상태의 산소로 몸에 해로운 유해산소입니다. 이러한 활성산소는 환경오염과 화학물질, 자외선, 혈액순환장애, 스트레스, 과도한 운동 등으로 인해 생성

됩니다.

활성산소는 생기는 즉시 주위의 세포 구성물질인 단백질, 지방 등 여러 조직과 결합해 산화 과정을 시작함으로써 그 본래의 기능을 변질시키거나 파괴합니다. 이런 방식으로 노화, 성인병, 암, 치매, 백내장 등 대다수 현대인 질병의 약 90퍼센트에 활성산소가 관여합니다.

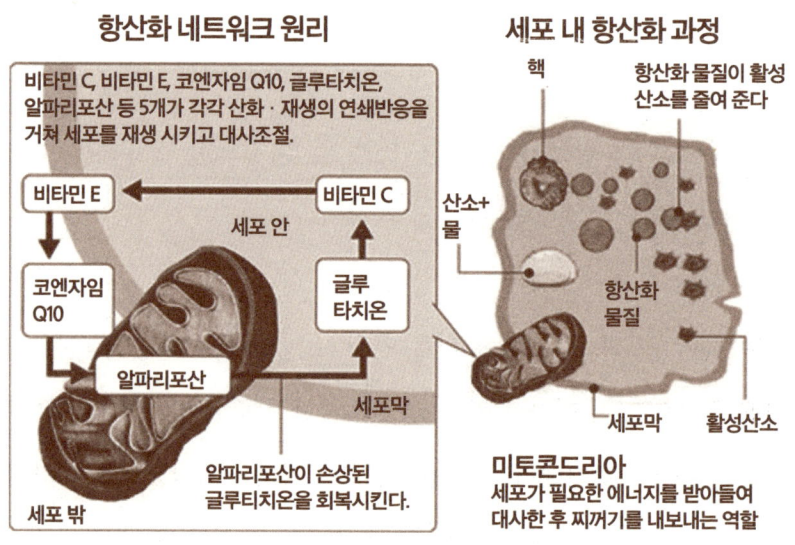

암은 유전자 DNA가 활성산소로 손상을 입으면서 시작되는데, 활성산소는 대개 자외선과 담배연기로 인해 대량 발생합니다. 이러한 활성산소는 면역계에서 과립구인 호중구와 매크로파지가 세균을 잡아먹고 분해할 때나 미토콘드리아에서 영양소와 산소를 이용해 에너

지를 생산할 때도 생성됩니다.

활성산소가 생성되면 이를 자동으로 방지하는 항산화물질인 SOD |superoxide dismutase|가 분비되어 프리래디컬에서 남은 전자를 환원시켜 활성산소를 깨끗이 청소합니다. 그래서 이 항산화제를 자동차 윤활유에 비유하기도 합니다. 윤활유가 엔진이 긁히거나 마모되는 것을 막아주는 것처럼 항산화제들은 수백만개에 달하는 신진대사의 톱니바퀴들이 삐걱거리지 않고 원활하게 돌아가게 도와줍니다. 대표적인 항산화제로는 SOD, CAT |Catalase|, GST |Glutachion-S-Transferase| 등이 있습니다. 이러한 항산화제는 미토콘드리아에 가장 많이 존재하며 백혈구에도 많이 있습니다.

문제는 SOD가 무한대로 생성되는 것이 아니고 나이가 들수록 분비량이 줄어든다는 데 있습니다. 따라서 외부로부터 항산화제를 충분히 공급받는 것이 중요합니다. 항산화비타민 |비타민 A, 비타민 C, 비타민 E|과 셀레늄 같은 미네랄 그리고 식물은 자외선으로부터 자기 몸을 보호하기 위해 고유의 색깔을 띠는데 이 파이토케미컬 |식물내재영양소. 식물 속에 들어 있는 화학물질로 식물이 외부의 공격으로부터 스스로를 지키기 위해 만들어낸 생리활성물질|을 충분히 섭취해야 합니다.

비타민 중에서도 비타민 C의 항산화력은 매우 뛰어납니다. 이것은 비타민 C가 전자를 받을 준비가 되어 있고 활성산소는 전자를 줄 준비가 되어 있어서 두 물질이 전자를 쉽게 주고받아 활성산소의 강한

산화적 독성이 사라지기 때문입니다. 비타민 E도 항산화력이 뛰어 난데 이는 체내 지방이 활성산소를 만나 과산화지질이 되는 것을 막아줍니다. 비타민, 미네랄외에도 식물에는 다양한 항산화성분이 존재하는데, 이것을 피토케미칼 | phytochemical | 이라고 하며 식물내재영양소라고 부르며 3,000종 이상이 존재합니다. 그중에 대표적인 두가지가 폴리페놀과 카로티노이드입니다. 폴리페놀에는 노랑, 주황색을 띄는 플라보노이드와 파랑, 빨강색을 띄는 안토시아닌이 있으며 포도, 블루베리, 딸기등에 많이 함유되어 있습니다. 또한 녹차나 홍차에 많은 카테킨은 무색으로, 열과 산소가 가해지면 타닌이라는 쓰고 떫은 맛으로 변하게 되고 색깔도 갈색으로 변하게 됩니다. 폴리페놀과 다른 구조식을 가진 카로티노이드는 당근의 카로틴과 토마토의 라이코펜이 있습니다. 이러한 피토케미칼은 식물이 한 장소에 머물며 해충이나 유해물질로부터 자신을 보호하는 기능을 담당하는 항산화물질입니다.

　엄청난 스트레스에 시달리는 현대인이 그에 따른 산화물질로 인해 몸이 병들지 않으려면 충분한 채소와 과일을 섭취해 항산화력을 키워야 하지만, 농약과 화학비료에 찌든 식품 때문에 현실적으로 한계가 있습니다. 이를 보완하기 위해 좋은 품질의 건강기능식품 | 항산화제 | 을 활용하는 것도 지혜로운 건강관리 방법입니다.

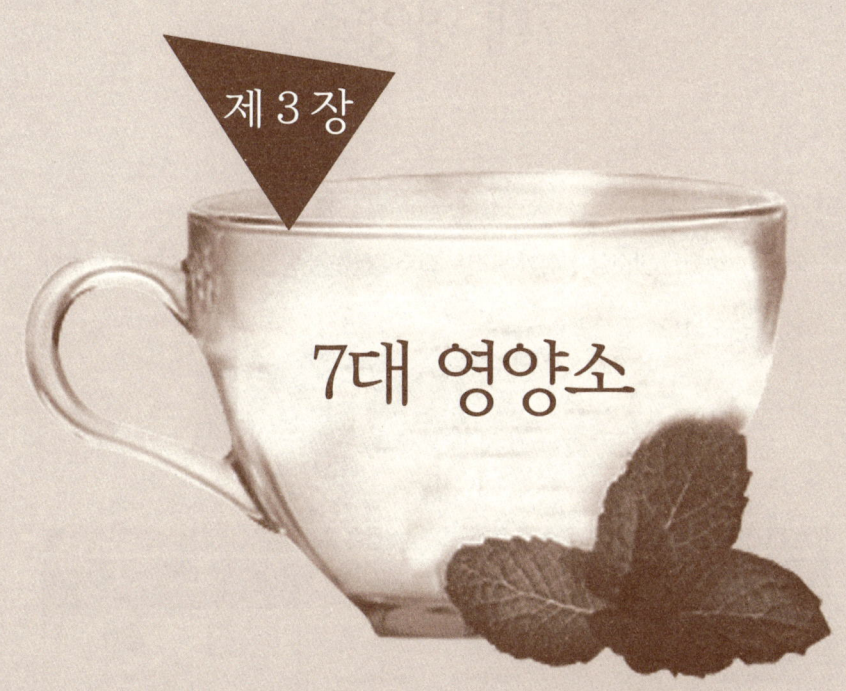

제 3 장

7대 영양소

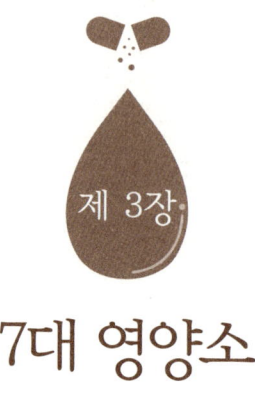

7대 영양소

1. 탄수화물

가공·정제한 단순당 섭취가 불러온 탄수화물(단순당)중독증과 당영양소(복합당)의 중요성

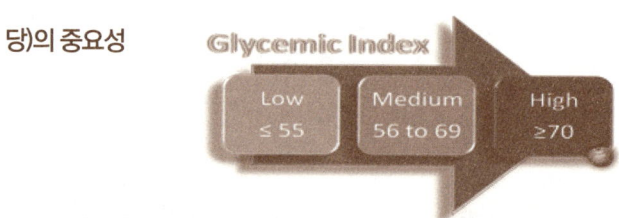

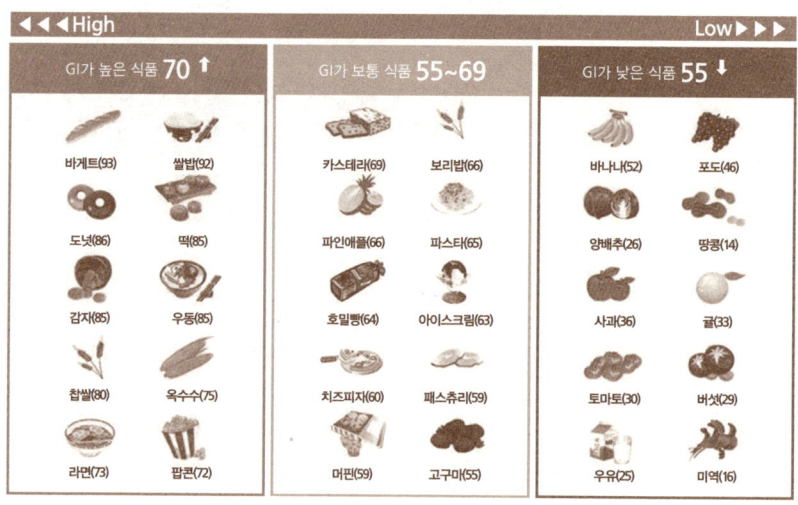

탄수화물은 우리가 가장 많이 접하는 영양소로 에너지공급원입니다. 당영양소는 그 결합 형태에 따라 포도당 같은 단당류, 설탕|포도당+과당| · 유당|포도당+갈락토스| 같은 이당류, 단당이 3~10가지에 이르는 올리고당 · 11당 이상이 결합된 섬유질 · 복합탄수화물 같은 다당류 등이 있습니다.

식품 산업 발달로 가공 및 정제한 맛있는 단당류가 우리의 혀를 유혹하면서 그 맛으로부터 벗어나기가 힘든 게 현실입니다. 특히 여성은 단음식과 밀가루로 만든 음식|단당류|을 좋아하는데 이는 혈당치가 오르면 베타엔도르핀이라는 쾌락 유발물질이 나오기 때문입니다.

음식물이 몸속으로 들어오면 소화기관에서 효소가 작용해 소화 · 분해되어 영양소로 바뀝니다. 탄수화물은 아밀라제를 통해 소화가 이루어지는데 빨리 씹어서 삼키면 양질의 탄수화물을 얻을 수 없으므로 가급적 오래 씹어 소화가 최대로 이뤄지도록 해야 합니다. 양질의 탄수화물은 인체에 힘을 주는 에너지원으로 소화가 빠르므로 음식 섭취 시 가장 먼저 먹어야 합니다. 만약 단백질이나 지방을 섭취한 후에 먹으면 위장에서 부패가 일어나 독이 생깁니다.

탄수화물이 소화되어 만들어지는 것이 포도당입니다. 쌀밥, 떡, 국수, 빵, 고구마, 감자, 설탕 등의 탄수화물을 먹으면 이것이 소화 · 분해되어 대부분 포도당 형태로 몸속에 흡수됩니다. 그런데 포도당이 몸속에 흡수되는 속도는 포함된 섬유질의 양에 따라 음식마다 차이가 납니다. 가령 쌀밥과 고구마, 현미밥을 먹을 때의 흡수 속도는 각각 다릅니다.

이처럼 당이 몸속에 흡수되는 속도를 당지수 | GI지수 | 라고 합니다. 흡수가 빨라 혈당지수를 빨리 올리는 음식은 당지수가 높으며 천천히 흡수되어 혈당을 서서히 올리는 음식은 당지수가 낮습니다. 예를 들어 순수한 포도당을 먹으면 소화·분해할 필요도 없이 곧바로 흡수되어 혈당지수가 빠르게 올라갑니다.

그래서 흔히 순수 포도당의 당지수를 100으로 해서 다른 음식물의 당지수를 비교하곤 합니다. 식이섬유는 당지수가 0, 혈당지수가 높은 탄수화물은 70 이상 | 감자 88, 흰쌀밥 83, 떡 78, 베이글 72, 비스킷 70 | 입니다. 보통 수준은 55~70 | 아이스크림 61 | 이고 낮은 수준은 55 이하 | 바나나 52, 현미밥 50, 고구마 44, 사과 38, 우유 27, 식이섬유 0 | 입니다.

과일에는 당이 많지만 혈당지수가 낮은 편입니다. 과일에 들어 있는 과당은 혈당지수가 20에 불과하기 때문입니다. 과일 중에서 가장 좋은 것은 베리류로 블루베리나 블랙베리는 안토시아닌이 많고 노화 방지 효력이 높으며 혈관 건강을 향상시킵니다. 반대로 식이섬유는 당질이 전혀 없고 변을 통해 모두 배출되기에 혈당을 전혀 올리지 않습니다. 당질 섭취가 필요할 때 충분한 식이섬유를 섭취해 혈당이 급속히 오르는 것을 막는 것은 질병 예방에 필수적인 일입니다.

혈당이 오르면 우리 몸에서 인슐린이 많이 분비되고 고혈당, 고인

슐린증이 되면 많은 질병이 생길 수 있습니다. 당질을 지나치게 많이 섭취하는 오늘날의 식생활은 인체에 비상 상태나 다름없기 때문에 우리 몸의 대사에너지 |내분비| 시스템, 자율신경시스템, 면역시스템에 혼란을 야기해 생활습관병이 발생하는 것입니다.

당질 중에서도 좋은 게 있지 않을까 하는 생각은 큰 오산입니다. 정제된 설탕이 100만큼 해롭다면 꿀은 97만큼 해롭습니다. 정제된 백설탕은 사탕수수즙을 정제하는 과정에서 모든 영양 성분, 즉 비타민, 미네랄, 염분, 섬유질, 단백질 등을 제거해 아무런 영양도 없는 칼로리 덩어리입니다.

가공식품을 통해 섭취하는 탄수화물의 절반 이상이 공장에서 만든 당분인 자당, 액상과당 등의 감미료를 첨가한 형태입니다. 고과당 옥수수시럽으로 불리는 액상과당은 전분을 화학적으로 글루코스로 바꿔놓은 형태인데 설탕보다 싸서 경제적 가치가 높고 맛은 더 달콤합니다. 그래서 많은 음료수와 과자, 케이크, 잼, 크래커, 빵 등에 쓰입니다.

과당은 원래 과일에 들어 있는 천연설탕이지만, 액상과당은 공장에서 인위적으로 만든 감미료입니다. 액상과당의 문제는 대사 과정을 거쳐 지방과 트리글리세리드로 변화하는 것이 정제설탕에 비해 더 쉽고 빠르다는 데 있습니다. 더 큰 문제는 렙틴저항성을 일으켜 아무리 먹어도 포만감을 느끼지 못하기 때문에 과식을 통한 고칼로리 섭취를 유발한다는 점입니다.

　설탕이나 액상과당을 섭취할 경우 혈당이 급속도로 올라가고 뒤따라 인슐린이 혈당을 급속도로 떨어뜨려 저혈당 증상을 초래하게 만듭니다. 이는 지방대사를 방해해 혈청 중성지방 수치를 올립니다. 포도당과 비타민 C는 화학적 구조가 비슷해 세포 속으로 흡수되는 과정에서 경쟁하는데 포도당이 먼저 흡수되어 비타민 C의 부족 현상이 발생합니다. 이 경우 건강한 백혈구를 유지해주는 비타민 C의 부족으로 면역력이 떨어지는 결과를 초래합니다.

　당질 제한식의 세계적 권위자인 일본의 에베 고지ㅣ江部康二ㅣ에 따르면 4대 사망원인인 암, 심근경색, 뇌졸중, 폐렴과 새로운 5대 질병인 정신질환 및 기타 생활습관병이 당질 과다와 관련이 있다고 합니다. 당질 과다는 암을 유발하는데 여기에는 몇 가지 이유가 있습니다.

　첫째, 고혈당이 체내에 활성산소를 많이 생성해 세포 DNA 손상을 일으키고, 이것이 세포복제 오류를 일으켜 세포가 암세포로 변이됩니다.

　둘째, 고혈당이 DNA 손상을 일으켜 암을 일으킵니다.

　셋째, 고혈당으로 인한 고인슐린혈증이 비만을 유발해 발암 위험을 일으키고 암세포의 성장을 촉진합니다.

　암세포는 포도당만 에너지원으로 사용하는 것으로 알려져 있습니다. 그래서 당질 제한식은 암 예방 및 치료에 중요합니다. 최근의 연구에서는 케톤 식이요법이 각광을 받고 있습니다. 케톤체는 지방질에서 생겨난 물질로 매일 인체의 에너지원으로 쓰입니다. 간에서 지방 분해물질이 대사되면 케톤체라는 작은 입자가 생기는데 이것을 세포가 에너지원으로 사용하는 것입니다.

혈당치 상승에서 혈관 내피를 손상시키는 혈당치의 급격한 상승을 포도당 스파이크 | 가시 | 라고 부릅니다. 대개 혈당치가 140mg/dl 시 포도당 미니스파이크가 발생하고 180mg/dl 시 활성산소가 발생하거나 최종당화산물 AGE | Advanced Glycation Endproducts | 가 생깁니다. 활성산소로 인해 산화스트레스가 발생하면 혈관이 쉽게 상처를 입고 AGE와 콜레스테롤 | LDL | 이 달라붙어 동맥경화증이 발생합니다.

현대인의 식습관 변화로 AGE가 계속 증가하고 있는데 이는 불에 직접 구운 음식, 당분이 많은 음식, 튀긴 음식, 가공한 음식을 많이 섭취하기 때문입니다. 이러한 AGE는 활성산소와 더불어 여러 가지 질병과 노화를 일으키는 물질입니다. 주로 탄수화물과 아미노산의 반응으로 생기는 물질로 대사증후군과 밀접한 관련이 있습니다. 활성산소는 항산화제 복용으로 줄일 수 있지만 최종당화산물은 특별한 치료가 없기에 식습관 변화로 줄이는 수밖에 없습니다.

인슐린은 체지방 분해를 억제하고 지방 합성을 늘려 동맥경화를 악화시킵니다. 반면 당질 제한식을 하면 정신질환이 호전됩니다. 당

질 섭취로 혈당이 오르내리는 바람에 마음이 불안정해지는 것이므로 당질 제한식을 하면 여러 정신질환 | 우울증, 조현증, 양극성장애 | 치료에 도움이 됩니다. 인슐린에 대항해 분비되는 아드레날린은 심리적 흥분을 일으킵니다. 당질 제한식은 체중을 줄이는 효과도 있습니다. 비만 해결에는 지방 제한보다 당질 제한이 원칙입니다.

그 이유는 다음과 같습니다.

첫째, 우리 몸은 당과 지방을 에너지원으로 사용하는데 당질을 제한하면 지방을 에너지원으로 사용해 지방분해가 촉진됩니다.

둘째, 인슐린은 우리 몸에 남은 열량을 지방세포에 저장하는 비만호르몬으로 당질을 제한하면 비만호르몬인 인슐린의 분비가 줄어듭니다.

셋째, 혈당이 부족해지면 적혈구처럼 당만 에너지원으로 사용하는 기관 때문에 간에서 아미노산이나 젖산을 원료로 당을 만들어내는 포도당 신생합성이 많이 일어나는데, 이 과정에서 많은 에너지를 사용해 살이 빠집니다. 포도당 신생합성 기능은 매우 뛰어나 식사로 섭취하지 않더라도 우리 몸이 필요로 하는 포도당은 부족하지 않습니다. 실제로 국제 식사에너지 컨설테이션 그룹의 1999년 보고서에는 '식사를 통해 섭취해야 하는 당질의 최소필요량은 0'이라고 쓰여 있습니다.

넷째, 영양소마다 소화 흡수에 쓰이는 에너지의 양은 다른데 이를

'식사 유발성 열 생산'이라고 합니다. 영양소별로 당질 6퍼센트, 지방 4퍼센트, 단백질 30퍼센트의 에너지를 사용합니다. 당질 제한식을 하면 상대적으로 단백질을 많이 먹게 되고 그 소화 흡수에 많은 에너지를 사용함으로써 그만큼 살이 빠지는 것입니다. 이상적인 체중에 도달한 뒤에는 저녁에만 당질 제한식을 해야 효과가 있으며 이것이 어려우면 아침, 저녁으로 당질을 제한하고 점심에만 가볍게 당질을 섭취하는 방법을 습관화하면 됩니다.

아무튼 인슐린이 지나치게 분비되지 않도록 하는 식생활을 습관화해야 합니다. 당질 제한식은 당뇨병의 모든 단계에 효과가 있습니다. 즉, 당뇨를 유발하는 병을 개선 및 예방하고 당뇨환자의 혈당 조절을 개선하며 당뇨 합병증을 예방합니다. 당질 제한이 당뇨병에만 효과가 있는 것은 아닙니다. 심지어 편두통 | 어떤 원인으로 혈관이 수축한 뒤 갑자기 혈관이 열릴 때 혈류량이 급격히 증가하면서 생기는 병 | 도 당질 제한식으로 많이 개선됩니다.

역류성 식도염도 그 원인이 대부분 당질 과다 섭취에 따른 위산 분비 과다가 원인이므로 당질 섭취를 줄이면 위산 분비가 줄어들면서 증상이 완화됩니다. 아토피 피부염도 당질 제한식으로 혈액순환이 좋아지면 건조한 피부가 개선되어 증상이 호전됩니다. 당질이 적은 식생활은 인간 본래의 식사에 근접한 것으로 원활한 혈액순환과 체내대사 안정으로 자연치유력 및 면역조절 능력을 개선합니다.

알츠하이머 | 치매 | 는 뇌세포에 베타아밀로이드가 침착하면서 생기는데 이를 분해하는 것이 인슐린 분해효소입니다. 그런데 당질 섭취가 많아 인슐린이 늘어나면 인슐린 분해효소를 인슐린 분해에 모두 사용해야 하므로 베타아밀로이드를 분해할 여력이 없어서 남아도는 혈중 베타아밀로이드가 뇌세포에 쌓여 치매가 생깁니다. 결국 인슐린은 노화호르몬이기도 합니다.

혈당치 상승으로 인슐린이 많이 분비되고 이로 인해 여러 가지 길항호르몬이 분비되면 체내 호르몬 균형이 무너져 불임, 다낭포성 난소증후군이 생깁니다. 당질을 많이 섭취하는 사람은 면역력이 떨어져 감기를 비롯해 충치나 치주질환에 잘 걸립니다. 또한 지방간이나 비알콜성 지방간염을 일으키고 가장 많은 이산화탄소를 배출하는 탓에 폐에 부담을 줍니다. 심지어 권태감도 오랜 기간 지속된 당질 과다에서 오는 것으로 알려져 있습니다.

당질 제한은 온몸의 원활한 혈액순환을 도와 건강한 모발, 긴 속눈썹, 매끄러운 피부를 유지하게 해줍니다. 또한 당질을 줄이면 마음도, 얼굴도 온화해집니다. 당질 과다 섭취로 혈당이 오르면 인슐린이 과다 분비되고 조금 지나면 저혈당에 빠져 아드레날린 분비로 흥분하게 됩니다. 당질을 제한하면 인슐린과 아드레날린 분비를 자극하지 않아 흥분하지 않고 평온한 상태를 유지할 수 있습니다. 인슐린호르몬을 열쇠라고 하면 열쇠구멍은 인슐린리셉터 | 수용체 | 인데, 활성

산소가 많이 생기면 여기에 활성산소가 달라붙어 인슐린리셉터가 제 기능을 하지 못합니다. 이때 췌장에서 인슐린이 더 분비되어 인슐린이 증가하는데 이를 '인슐린저항성'이라고 합니다.

인슐린 분비에는 두 가지 패턴이 있습니다. 하나는 하루 24시간 내내 소량씩 분비되는 기초분비로 생명유지에 필요한 최소한의 인슐린입니다. 다른 하나는 당질 섭취로 상승한 혈당치를 낮추기 위해 나오는 추가분비입니다. 어떤 음식 | 음식마다 당지수에 차이가 남 | 을 먹느냐에 따라 추가분비량에 차이가 있습니다. 당질 제한식의 경우 추가분비가 기초분비에 비해 2~3배 수준인데 비해 통상적인 식사에서는 추가분비가 기초분비의 20~30배에 달합니다.

고혈당과 고인슐린혈증의 다양한 위험성을 고려할 때 최소한의 기초분비 및 추가분비 인슐린으로 지내는 것이 가장 건강한 식생활입니다. 그래서 흰쌀밥보다 현미식을 권하는데 현미는 배유, 배아, 전분층, 종피, 과피 등을 모두 포함하며 여기서 배유 부분만 남은 게 흰쌀입니다. 배유의 90퍼센트 이상은 전분 | 녹말 | 입니다. 현미에는 비타민 B1, 비타민 B2, 식이섬유가 풍부하지만 흰쌀로 정제하는 과정에서 비타민 B1의 80퍼센트, 비타민 B2의 50퍼센트, 식이섬유의 70퍼센트가 버려집니다. 흰쌀은 전분으로 된 에너지 덩어리에 불과하며 영양소가 거의 없기에 우리가 말하는 소위 정크푸드라고 할 수 있습니다.

우리 주위에는 정제 및 가공한 탄수화물 음식이 넘쳐나고 그 달콤한 유혹을 이겨내기가 어려우므로 혈당치를 올리지 않으면서 인슐린 분비를 최소화하는 현명한 방법으로 식전에 식이섬유보충제를 먹는 것이 좋습니다. 어쩌면 이것은 현대인이 건강하게 살아가는 최선의 방법인지도 모릅니다.

식이섬유를 먹고 탄수화물을 섭취하면 혈당이 서서히 오르고 뒤이어 일어나는 포도당 스파이크가 생기지 않습니다. 또한 최종당화산물이나 활성산소가 생기지 않아 혈관벽의 손상이 일어나지 않습니다. 여기에다 고인슐린혈증으로 발생하는 지방 축적 등이 없어서 건강한 혈관과 몸매를 유지할 수 있습니다.

현대인의 식습관이나 음식을 생각해볼 때 식이섬유 섭취나 식사 후의 유산소운동ㅣ걷기나 산책하기ㅣ으로 근육이 혈당을 사용하게 함으로써 인슐린 분비를 자극하지 않는 생활을 습관화하는 것이 건강관리에 필수적입니다. 또한 단순당을 통한 포도당 섭취를 상대적으로 줄이고 복합탄수화물 섭취로 갈락토스, 만노스, 자일로스, 푸코스, 갈락토사민, 글루코사민, 아세틸뉴라민산 등의 당영양소ㅣ글리코영양소ㅣ를 골고루 섭취하는 습관을 들여야 합니다.

이 여덟 가지는 우리가 꼭 섭취해야 할 필수 당영양소입니다. 당영양소는 세포 사이의 소통ㅣ전달물질, 수용체ㅣ에서 중요한 역할을 담당하며 대식세포를 활성화합니다. 또한 면역 조절 및 균형에 영향을 미치고 암세포의 억제와 전이를 막아주며 췌장에서 분비되는 인슐린과 글루카곤의 균형을 조절합니다. 그뿐 아니라 신경세포 재생에서 큰 역할을 하며 노화를 예방해 영양학의 슈퍼스타로 알려져 있습니다.

동물성 음식에서는 어떠한 당영양소도 공급받을 수 없으므로 야채나 과일 위주의 식사를 하는 것이 좋습니다. 영양학적으로 버섯, 고려인삼, 알로에베라, 노니, 에크나시아, 겨우살이 |미슬토| 등에 당영양소가 많은 것으로 알려져 있습니다. 생명의 정보관리사인 당영양소를 충분히 골고루 섭취하는 지혜가 필요합니다.

2. 지방
좋은 지방(오메가3)과 나쁜 지방(포화지방, 트랜스지방)의 차이점 이해하기

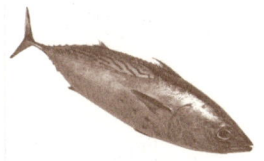

지질은 중성지방, 인지질, 스테로이드로 나뉘며 우리가 흔히 말하는 지방은 중성지방입니다. 중성지방은 글리세롤과 지방산으로 구분하고 지방산은 다시 포화지방산, 불포화지방산, 트랜스지방산으로 나뉩니다. 포화지방산은 고체 형태를 띠며 불포화지방산은 액체 형태입니다. 트랜스지방산은 화학구조상 붙인 이름으로 지방산에 인위적으로 수소를 첨가해 고체 형태로 만든 것입니다. 이것은 화학구조상 시스형과 트랜스형으로 나뉘며 트랜스형은 인체에 해롭습니다.

지방은 다른 영양소와 달리 두 배 이상 높은 에너지가 발생하기에 열량이 높아 유리하지만, 두 배 이상의 활동이 없을 경우에는 남아도는 열량이 살을 찌우거나 비만을 유발합니다. 그래서 지방을 열의 관리자라고 합니다. 과거에는 지방을 무조건 비만의 주범으로 생각했습니다. 최근에는 많은 연구를 통해 지방에도 좋은 지방과 나쁜 지방이 있다는 것을 알게 되었습니다.

좋은 지방의 대표적인 것은 불포화지방으로 견과류나 해산물에 많이 들어 있습니다. 이 지방은 세포막을 단단하게 만들고 생리대사가 잘 이루어지도록 해줍니다. 반면 나쁜 지방은 포화지방이 대표적인데 육류에 들어 있는 동물성 지방으로 상온에서 고체 상태로 존재합니다. 이 지방은 세포막의 기능을 떨어뜨리고 대사를 늦추며 동맥경화를 일으킵니다.

불포화지방은 상온에서 액체 상태로 존재하며 주위에서 보는 액체 상태의 식용유들이 여기에 해당됩니다. 이런 지방을 오메가-6지방이라 하며 우리가 과다하게 섭취하는 불포화지방 중 하나입니다. 여기에 EPA, DHA로 구성된 오메가-3지방이 있는데 이는 영양학적으로 매우 중요한 지방으로 견과류나 등푸른 생선에 많이 함유되어 있습니다. 1970년대에 덴마크 연구진인 존디버그 박사에 의해서 그

린란드에 거주하는 원주민인 이누이트족의 건강상태를 조사한 결과로 이러한 오메가-3지방산의 심혈관효능이 알려지기 시작하였습니다. 건강한 생활을 위해서는 오메가-3지방을 충분히 섭취하되 오메가-6지방과의 비율을 3 : 1로 하는 것이 좋습니다.

오메가-6지방 가운데 달맞이꽃종자유 | EPO | 는 양질의 오메가-6지방으로 피부염이나 월경전증후군에 탁월한 효과를 보입니다. 오메가-3는 크게 3종류가 있습니다. **첫째는** 알파리놀렌산 | ALA-Alpha Linolenic Acid | 으로 들기름과 참기름에 많습니다. **둘째는** EPA로 오메가-3지방의 EPA는 화학적으로 탄소원자를 10개 갖는 다가불포화지방산입니다. 체내에 섭취되면 프로스타글란딘으로 변환되어서 **첫째,** 혈관을 확장하고 **둘째,** 혈소판의 응집을 억제하며 **셋째,** 혈압을 낮추고 **넷째,** 혈액중 중성지방 | TG | 을 감소시키며 **다섯째,** 동맥경화를 막는 착한 콜래스테롤 | HDL | 을 증가시키며 **여섯째,** 총콜레스테롤을 감소시켜서 혈전예방, 항염증 작용을 하고 피를 묽게 만들며 혈액순환 개선에 탁월합니다. 특히 중성지방을 줄이는데 탁월한 효과를 보이는 것이 오메가-3를 영양제로 섭취해야 하는 가장 중요한 이유인 것입니다. 세번째로 DHA는 탄소원자를 22개 가진 다가불포화지방산으로 뇌신경세포의 원료물질이며 망막의 구성물질로써 뇌와 눈건강에 도움을 주는 물질로 알려져 있습니다.

이러한 오메가-3는 항염증작용이 탁월하며 급성염증보다는 스트

레스와 과로로 인한 오래된 만성염증 | 비밀스런 살인자 | 에 효과가 뛰어납니다. 매일 생선을 먹는 것이 쉽지 않기에 영양제 형태의 오메가-3를 매일 섭취해야 하는데, 오메가-3는 제품마다 순도 차이가 커서 순도가 높은 제품 | 최소 50%이상 | 을 섭취하는게 좋습니다. 최근에는 해양 미세조류에서 EPA와 DHA를 추출해낸 식물성 오메가-3도 등장해서 생선의 비린내와 중금속 우려가 없는 장점을 가진 제품도 있습니다. 그런데 포화지방보다 더 나쁜 지방이 바로 트랜스지방입니다. 트랜스지방은 액체 상태의 식물성기름을 반고체 상태로 가공하는 과정에서 생성되는 지방으로 수소화된 경화유지입니다. 이것은 식물성기름을 튀길 때도 발생하며 식물성쇼트닝, 마가린, 크래커, 쿠키, 도넛, 튀김류, 팝콘, 냉동피자 등 우리가 즐겨 먹는 거의 모든 가공식품이나 냉동식품·패스트푸드·인스턴트식품에 첨가되어 있습니다. 바삭바삭한 식감을 살려주는 트랜스지방은 입에는 좋지만 몸으로 들어오면 독성물질로 변합니다. 이것은 체중을 늘릴 뿐 아니라 나쁜 콜레스테롤 수치를 올리고 좋은 콜레스테롤 수치는 떨어뜨리는 작용으로 심혈관질환이나 당뇨 같은 대사증후군을 일으키며 각종 암 | 위암, 간암, 대장암, 유방암 | 등을 유발합니다.

세계보건기구는 트랜스지방의 일일 허용량을 하루 섭취 에너지의 1퍼센트 이내로 제한하고 있습니다. 성인의 하루 섭취 에너지를 2,000킬로칼로리로 볼 때 트랜스지방의 하루 제한량은 2그램 이내입니다. 이는 도넛 한 개, 크로아상 반 개, 감자튀김 2/3봉지, 과자 한 봉지에 해당합니다. 전 세계에서 심혈관질환의 주범으로 콜레스테롤을 꼽고 있지만 정제한 설탕이나 액상과당이 포도당스파이크로 작용해 혈관을 손상시키기도 합니다.

단백질대사 과정 중에 생기는 메티오닌이 시스테인으로 대사되는 과정의 중간 단계인 혈중 호모시스테인 증가도 동맥경화의 원인으로 알려져 있습니다. 호모시스테인은 메티오닌의 대사 과정 중에 생기는데 비타민 B6로 호모시스테인을 시스테인으로 변환하거나 비타민 B9, 비타민 B12를 이용해 메티오닌으로 변환해 혈중 호모시스테인을 감소시키면 동맥경화의 위험성을 줄일 수 있습니다.

많이 알려진 콜레스테롤의 경우 LDL, HDL이라는 단백질 분자들과 결합해 몸의 각 세포로 이동합니다. LDL은 동맥 내벽에 쉽게 달라붙을 뿐 아니라 플라크를 축적해 나쁜 것으로 불리며, HDL은 동맥에서 LDL을 떼어내고 그것을 다시 간으로 운반해 재생하도록 만들기에 좋은 것으로 불립니다. 사실은 좋은 콜레스테롤이 아니라 좋은 HDL이며, 나쁜 콜레스테롤이 아니라 나쁜 LDL이라고 불러야 합니다.

모든 콜레스테롤은 나쁘다는 누명을 쓰고 있지만 이것은 오해입니다. 콜레스테롤은 세포막이나 세포벽을 구성하는 성분으로 세포막을 새로 만들거나 재생할 때, 세포막의 투과성과 유동성을 갖도록 할 때 필요한 물질입니다. 담즙산이나 스테로이드호르몬 그리고 지용성비타민을 생산 및 합성할 때도 매우 중요한 성분입니다.

LDL 알갱이는 크기가 다양한데 큰 것은 문제되지 않지만 작고 치밀한 알갱이는 동맥 내벽, 즉 내피의 간극 결합 안에 있는 세포들 사이로 비집고 들어가 염증을 일으키고 플라크를 축적합니다. 이처럼 작고 치밀한 LDL은 콜레스테롤보다 인슐린, 렙틴저항성의 환경에서 생긴다고 합니다. 결국 인슐린과 렙틴이 심혈관질환과 밀접한 관련이 있다고 볼 때, 문제는 콜레스테롤이 아니라 정제한 탄수화물입니다. 만약 혈류 속 콜레스테롤 수치가 지속적으로 증가한다면 만성적인 염증이 그 원인이라는 사실을 고려해야 합니다. 즉, 몸속 세포가 손상을 입었을 때 이를 회복하기 위해 콜레스테롤이 해당 부위로 이동하기 때문에 콜레스테롤 수치가 높아질 수 있습니다.

콜레스테롤에 대한 잘못된 믿음은 **첫째**, '콜레스테롤은 나쁘다'라는 것입니다. 콜레스테롤은 신경세포의 구성 요소인 미엘린초, 즉 신경을 둘러싸고 전기적 신호가 흐르도록 하는 신경외피의 성장 및 재생에 필수적이며 담즙, 스테로이드호르몬, 지용성비타민의 합성에도 꼭 필요한 물질입니다.

둘째, '콜레스테롤은 심혈관질환의 최고 원인이다'라는 것입니다. 사실 심혈관질환의 원인은 염증입니다.

셋째, '좋은 콜레스테롤과 나쁜 콜레스테롤이 있다'는 것입니다. 콜레스테롤은 나쁜 게 아니라 좋은 것입니다. 나쁜 것은 염증입니다.

넷째, '콜레스테롤 수치를 낮추는 것이 중요하다'는 것입니다. 낮춰야 할 것은 콜레스테롤 수치보다 혈액 속에 있는 콜레스테롤 입자의 종류와 수입니다.

3. 단백질
젊음, 건강, 날씬함을 위해 충분히 섭취해야 할 단백질의 종류와 영양 이해하기

3대 영양소 중에서도 나이가 들수록 체중조절을 위해 많이 섭취해야 하는 단백질은 소화 흡수 과정에서 많은 칼로리를 소비합니다. 음식에 따른 열 발생률을 영양소별로 비교해보면 단백질 25~30퍼센트, 탄수화물 6~10퍼센트, 지방 2~4퍼센트입니다. 그래서 탄수화물을 열의 에너지원, 지방을 열관리자, 단백질을 열소유자라고 부르며 그 열을 유지 및 보관하는 것은 근육입니다.

단백질은 근육 합성을 도와 미토콘드리아 숫자를 늘림으로써 기초대사량을 올립니다. 또한 포만감을 주는 효과도 크고 오래 지속되며 인슐린저항성이나 렙틴저항성을 줄이는데도 도움을 줍니다. 이런 이유로 똑같은 칼로리를 섭취해도 단백질이 체지방으로 쌓일 가능성은 낮습니다.

단백질이 분해된 아미노산은 우리 몸의 간 해독 과정에도 반드시

필요한 물질입니다. 영양학자들은 하루 단백질 섭취 권장량을 자기 체중|킬로그램|당 0.8그램으로 이야기합니다. 체중 감량을 위해서는 이보다 많은 체중당 1.0~1.5그램을 섭취해야 다이어트에 성공할 수 있습니다. 하지만 불규칙한 식생활과 잦은 외식으로 끼니마다 양질의 단백질을 챙겨먹는 것은 쉬운 일이 아닙니다. 이 경우 단백질보충제가 좋은 대안이 될 수 있습니다.

단백질보충제는 가급적 탄수화물 함량이 낮고 지방이 없는 것이 좋습니다. 순단백질만 먹으면 근육에 잘 흡수되지 않으므로 약간의 탄수화물은 함유되어야 합니다. 이러한 단백질보충제는 유청단백과 대두단백으로 나눌 수 있습니다. 유청은 우유로 치즈를 만드는 과정에서 생기는 액상 형태를 말합니다. 신선한 액상 유청에는 단백질이 1퍼센트 들어 있는데, 이러한 단백질만 추출해서 만든 것이 유청단백입니다. 그런데 이것은 가격이 비싸다는 단점이 있습니다. 연구에 따르면 유청단백은 한 번에 20그램을 복용하는 게 가장 이상적이며, 더 많이 섭취한다고 해서 근육이 더 생기는 것은 아닙니다.

유청단백에는 대두단백보다 유리한 몇 가지 장점이 있습니다.

첫째, 유청단백은 매우 빠르게 흡수됩니다. 빠르게 흡수되는 단백질일수록 근육 합성 효과가 큽니다. 실제로 유청단백은 대두단백보다 근육 합성 효과가 큽니다.

둘째, 유청단백은 류신이라는 아미노산 함량이 대두단백보다 50~

75퍼센트 더 높습니다. 류신은 근육 생성 자극 효과가 크며 포만감을 오래 지속시키는 효과를 냅니다.

셋째, 유청단백은 비만과 관련된 호르몬에 영향을 주어 인슐린과 코르티솔 분비가 감소하고 그렐린호르몬 분비도 줄어듭니다.

넷째, 유청단백이 대두단백보다 에너지소비량을 더 증가시켜 체중감량에 유리합니다.

다섯째, 노인들의 근육 유지에 더 효과적입니다.

유청단백에는 농축 유청단백, 분리 유청단백, 가수분해 유청단백의 세 종류가 있습니다. 농축 유청단백은 단백질 함량이 30~89퍼센트로 약간의 지방, 콜레스테롤, 유당과 생물학적 활성이 높은 물질이 들어 있습니다. 분리 유청단백은 단백질 함량이 90~94퍼센트로 약간 우유 맛이 나지만 유당은 거의 없습니다. 가수분해 유청단백은 단백질 함량을 95퍼센트 이상으로 높이고 소화가 잘 되게 펩타이드 형태로 좀 더 잘게 부순 제품입니다. 이것은 가격이 비싸고 쓴맛이 나기 때문에 단백질보충제로 많이 쓰이지는 않습니다.

대두단백은 유청단백에 비해 체내 흡수나 근육 단백 생성 면에서 조금 떨어지지만 그 나름대로 장점이 있습니다.

첫째, 대두단백에는 글루타민이 많아 손상된 근육 회복에 도움을 줍니다.

둘째, 아르기닌이 들어 있어서 성장호르몬과 인슐린 분비를 자극해 근육 성장을 돕습니다.

셋째, 무엇보다 가격이 쌉니다.

이러한 대두단백에는 여성호르몬과 비슷한 효과를 내는 이소플라본이 들어 있어서 다이어트, 피부 미백, 골격량 유지 등에 효과적입니다. 이것은 이소플라본 속에 들어 있는 '다이제인'을 장내세균이 '에쿠올'로 만들 때 가능합니다.

동물성 단백질은 식물성 단백질과 달리 소화시키기가 어려우며 건강한 소화기관도 섭취한 동물성 단백질의 25퍼센트 정도만 완전 대사합니다. 나머지 소화시키지 못한 고깃덩어리가 소장에 머물면서 발효보다 부패가 일어나고 여기서 독소가 만들어집니다. 육류는 몸을 산성화하는데 소화되지 않은 고기는 더욱더 산성화하고 이것이 미네랄과 다른 영양소의 손실을 불러옵니다.

결론적으로 가격 대비 효율적인 것은 분리 유청단백과 분리 대두단백이 섞인 제품입니다. 그리고 다양한 단백질을 섭취해야 하므로 고기, 생선, 콩류를 골고루 먹는 것이 좋습니다.

4. 비타민

약인가? 식품인가? 제철 과일 및 야채만 섭취해도 될까? 비타민제 섭취의 필요성과 중요성

비타민은 미량영양소로 그 자체로 에너지를 공급하거나 몸을 구성하는 것은 아니지만, 충분히 섭취하지 않거나 한 종류라도 부족하면 체내에서 일어나는 여러 가지 대사에 지장을 초래해 질병이 생깁니다.

아직도 음식만 잘 먹으면 몸에 필요한 영양소를 충분히 섭취할 수 있다고 믿는 사람들은 지금 자신이 먹고 있는 식품의 영양 상태나 오염 상태를 체크해보기 바랍니다. 아마 영양가 없이 맛만 좋은 음식으로 가득 찬 현실에 깜짝 놀랄 것입니다.

먼저 식물의 성장에서 뿌리의 영양공급원인 토양이 오염되어 영양실조 상태에 있습니다. 또한 채소 및 과일의 소비 증가로 농약을 뿌려가며 속성 재배한 채소와 과일을 유통까지 고려해 덜 익은 상태에서 수확하기 때문에 영양이 불완전한 상태에서 우리의 몸으로 들어오고 있습니다. 그 채소와 과일의 상태를 보면 흠집 없이 번지르르하지만 그것은 엄청난 농약을 뿌려댄 결과입니다.

가공식품의 경우 영양실조 상태인 토양에서 자라 영양분이 덜 숙성된 상태로 수확해 거대한 가공공장에서 처리 과정을 거칩니다. 여

기에다 방부제, 색소 같은 화학첨가물을 잔뜩 뒤집어쓰고 나온 것을 우리가 먹는 것입니다. 그러니 우리 몸에서 과연 무슨 일이 일어날까요?

비타민은 몸 안에서 만들어지지 않고 식품에 소량 들어 있습니다. 현재까지 알려진 비타민은 지용성비타민 | A, D, E, K | 과 수용성비타민 | B군 8종과 C | 으로 나뉘는데, 지용성비타민은 몸에 축적되므로 양에 신경을 써야 하지만 수용성 비타민은 쉽게 밖으로 배출 | 섭취한 날로부터 적어도 4일 이내에 완전 배설 | 되므로 자주 섭취해 영양을 충분히 공급해 주어야 합니다.

비타민은 17~18세기 대항해 시대에 영국 해군에게 생긴 괴혈병을 통해 그 존재감이 드러났습니다. 스코틀랜드 왕립해군 외과의사인 제임스 린드 | James Lind | 는 레몬이나 라임이 괴혈병에 효과가 있음을 알아냈고 점차 그 물질의 효능이 널리 알려지기 시작했습니다.

비타민 역사의 출발점은 지금으로부터 약 100년 전입니다. 19세기 말 과학이 여러 영양소를 밝혀낼 무렵 캠브리지 화학연구실의 홉킨스 박사는 생명 유지에 필수적인 영양소가 있음을 알아냈고, 이후 1912년 폴란드의 풍크 박사가 여기에 '비타민'이라는 이름을 붙였습니다. 각기병이 등장한 뒤 쌀겨에서 그 예방물질을 발견하자 생명 유지에 없어서는 안 될 물질이라는 의미로 '비트-아민'이라고 부르게 된 것입니다. 이는 생명을 뜻하는 비타와 겨에서 추출한 질소화합물인 아민을 합친 말입니다.

1933년 스위스의 과학자 라이히슈타인이 처음 비타민 C를 합성하는 데 성공하면서 비타민 C의 대량 합성이 가능해졌습니다. 1954년 노벨화학상을 받은 라이너스 폴링 박사 역시 1970년 《비타민 C와 감기》라는 책을 통해 대중에게 비타민의 중요성을 널리 알렸습니다. 또한 폴링 박사는 비타민을 메가도즈로 투여해 질병을 예방 및 치료하는 메가도즈요법을 시행해 많은 질환을 치료했습니다.

바쁜 현대인은 몸에 필요한 40여 가지 영양소를 골고루 먹기 힘든 상황이므로 부족한 부분을 외부에서 보충해야 합니다. 미국은 1977년 《맥거번 보고서》 이후 영양제를 복용하게 함으로써 만성질환이 감소하는 효과를 보고 있습니다. 현대인에게 비타민이 결핍될 수밖에 없는 원인에는 여러 가지가 있습니다.

첫째, 조리 과정이 복잡한 음식을 즐기기 시작하면서 음식에서 자연스럽게 비타민 파괴가 늘어났습니다.

둘째, 풍부한 음식 문화 발달로 탄수화물을 많이 섭취하면서 대사활동이 활발해져 비타민 B1이 부족해졌습니다.

셋째, 술이나 인스턴트식품, 커피 등의 기호식품이 몸에서 많은 비타민을 빼앗아갑니다.

비타민은 제조 공정에 따라 천연비타민과 합성비타민으로 나뉘는데, 가장 기본적인 단계에서도 비타민과 미네랄이라는 보조인자가

없으면 인체가 제대로 기능하지 못하므로 천연비타민이 반합성이나 합성보다 월등한 효과를 냅니다. 자연이 만든 식품 속에는 화학적으로 만들 수 없는 네 가지 물질이 존재하는데 그것은 호르몬, 산소 함량, 파이토케미컬, 효소를 말합니다. 비타민 연구의 선구자 로열 리 박사는 영양소, 효소, 조효소, 항산화제, 미량원소가 공동 작업을 수행하는 천연비타민만 효과가 있다고 주장했습니다. 시중에는 의약품처럼 합성해서 만든 합성비타민제가 많으며 천연배지에 합성비타민을 첨가한 반합성비타민 | 법적으로는 천연성분이 10퍼센트 이상이면 천연제품으로 본다 | 도 있습니다. 다시 말하면 합성비타민은 원유의 정제과정에서 나오는 콜타르나 옥수수, 감자등 식물의 녹말을 원료로 하여 발효와 정제를 거쳐서 대량으로 합성해내는 것이며, 천연비타민은 식물에서 바로 비타민 자체를 추출해서 만드는 것입니다. 천연제품이 좋은 이유는 여러 보조인자 | 다양한 파이토케미칼 | 가 함께하므로 흡수율에 차이가 있기 때문입니다. 또한 생체이용률이 뛰어나고 대사 이후에 생기는 프리래디컬의 악영향을 여러 인자가 제거하기에 부작용이 거의 없습니다. 여기에다 천연비타민에는 콜타르, 인공색소, 보존제, 당, 전분 등의 첨가제가 들어가지 않습니다.

합성비타민을 단독으로 복용할 때는 만성질환의 약물 치료에서 나타나는 약물 부작용처럼 그 효용이나 이후의 독성을 고려해야 합니다. 지용성비타민은 함께 먹는 것이 효율적이며 지방을 함께 섭취할 때 흡수가 잘됩니다. 수용성비타민의 B군도 함께 복용해야 여러 가지 대사에 많은 도움을 줍니다.

그러면 각 비타민의 효능과 결핍 증상을 살펴봅시다.

🌱 비타민 A

비타민 A는 '눈의 비타민'으로 시력과 시각에 크게 관여합니다. 또한 이 영양소는 '회춘영양소'로 세포를 보호하고 노화 방지 효과가 있습니다. 뼈, 연골, 피부, 머리, 치아, 잇몸의 생성 및 보호에도 중요한 역할을 합니다. 피부나 소화기관의 점막 등 상피조직을 정상으로 만드는 작용도 합니다. 단백질대사, 지방대사에도 관여하며 호르몬에도 작용해 여드름 치료 효과와 생리전증후군, 월경과다증, 골다공증에도 효과가 있습니다.

결핍되면 눈에 문제가 생겨 야맹증, 시력 저하가 나타납니다. 또 피부각화가 일어나고 거칠어지기 시작하며 점막에도 영향을 미쳐 바이러스 침투가 쉬워지기 때문에 감기에 잘 걸립니다. 달걀, 당근, 브로콜리, 멜론, 살구, 생선의 간유, 송아지 간, 짙은 녹황색 야채 등에 많이 함유되어 있으며 베타카로틴 형태로 섭취하면 체내 간에서 비타민 A로 전환됩니다.

베타카로틴은 항암 작용, 과산화지질 제거, 뇌졸중 예방에 효과가 뛰어난 것으로 밝혀져 있습니다. 이 베타카로틴은 식물성비타민이고 비타민A는 동물성비타민으로 베타카로틴은 가장 안전한 비타민 중 하나입니다. 물론 많이 복용하면 일시적으로 피부가 노랗게 변할 수 있지만 큰 부작용은 없습니다. 비타민A는 간장질환자에게 과량 투여하면 안 되며 당뇨병이나 갑상선기능저하증이 있을 경우 베타카로틴을 비타민A로 전환시킬 수 없으므로 섭취에 주의해야 합니다. 결론적으로 비타민 섭취시 과량이나 중독에 가장 많은 신경을 써야 합니다.

비타민 B

비타민 B는 '스트레스 비타민'이라 불릴 정도로 스트레스를 받을 때마다 반드시 필요한 비타민입니다. 체내의 신경, 피부, 눈, 머리카락, 간, 구강, 소화기관의 근육과 두뇌활동을 정상적으로 유지하는 데 필수적인 역할을 합니다. 탄수화물, 단백질, 지방 대사의 필수 성분으로 에너지 생성에 관여하며 우울증 치료에도 효과적입니다. 하지만 수용성이라 생명력이 짧기 때문에 계속 대체해주어야 부족하지 않습니다. 현대인은 탄수화물 중독과 스트레스에 많이 시달려 에너지 소모가 크므로 충분한 비타민 B군 섭취가 필요합니다.

결핍되면 조금만 걸어도 숨이 차고 지구력이 떨어지며 쉽게 짜증이 나거나 예민해집니다. 또 육체적, 정신적 만성피로에 시달리면 눈시림이나 눈부심 현상이 나타납니다.

🌱 비타민 B1(티아민)

'당대사 비타민', '신경통 비타민'으로 당대사나 신경통과 밀접한 관계가 있습니다. 특히 탄수화물 대사에 많이 관여하며 뇌를 포함한 신경계가 포도당을 충분히 흡수할 수 있도록 돕는 작용을 해서 뇌신경 활동이 활발하도록 해줍니다. 당 섭취가 많고 가공식품을 많이 먹는 현대인에게 가장 부족하기 쉬운 비타민입니다.

위산과 혈액 생성에도 관여하고 혈액순환 촉진과 학습능력 향상에 좋으며, 정상적인 심장 기능을 유지하는 데 도움을 주는 한편 성장을 촉진시키는 비타민입니다. 운동 능력 향상에도 도움을 주는데 무엇보다 격심한 운동을 한 후에 오는 근육 피로를 풀어줍니다. 비타민 B1이 근육에 쌓인 젖산을 연소시켜 에너지화하는 것입니다. 다만 비타민 B1 단독으로 섭취하면 흡수가 잘 되지 않고 분해되기 쉽다는 약점이 있습니다. 이 약점을 보충해주는 물질이 마늘, 양파, 대파, 부추에 많은 '알리신'입니다.

비타민 B1은 수용성이지만 알리신과 결합하면 알리티아민이라는 지용성으로 바뀌어 땀과 소변으로 쉽게 배출되지 않습니다. 마늘이 피로회복에 좋은 것은 비타민 B1의 흡수성과 지속성 때문이며 향신료처럼 식욕을 높이는 작용도 합니다. 마늘은 스태미너 효과도 있습니다. 마늘이 소량의 아드레날린을 방출해 교감신경이 흥분하고 에너지 생산을 높여 체온이 오르면서 혈액순환이 좋아져 기운이 나는 것입니다.

비타민 B1은 열에 약해 조리할 때 많이 파괴되므로 영양제로 보충하는 것이 좋습니다. 티아민이 결핍되면 당대사에 어려움을 겪고 심장이 비대해지며 피곤해서 아침에 잘 일어나지 못합니다. 또한 숨이 차고 다리가 붓는 현상이 일어나며 각기병, 뇌세포 손상, 근육 위축, 호흡곤란, 식욕 부진 등이 나타납니다. 비타민 B1은 돼지고기, 콩 종류, 해바라기씨, 진한 녹색 야채에 많이 함유되어 있습니다.

🌱 비타민 B2(리보플라빈)

탄수화물, 단백질, 지방의 에너지 대사를 비롯해 효소와 호르몬 생산에 관여하며 특히 지방질 대사에서 중요한 역할을 합니다. 또한 이미 생긴 과산화지질을 제거하며 지방이 혈액을 탁하게 해서 동맥경화로 발전하거나 지방이 간에 저장되어 지방간으로 발전하는 것을 막는 작용을 합니다.

세포의 산소 효용성을 높이고 세포로부터 노폐물을 배출해 점막과 피부를 보호하는 작용도 합니다. 그밖에 식품첨가물, 방부제 등의 독소에 있는 수소와 결합해 유해성을 제거합니다. 입이 잘 허는 사람이나 편두통에 치료 효과가 있으며 소변을 노랗게 만드는 물질이기도 합니다.

결핍되면 수근관증후군, 백내장, 구강염, 설염, 입술·피부·생식

기의 염증이 일어나기 쉬우며 특히 우울증이나 울화증과 관계가 있다고 알려져 있습니다. 아몬드, 아스파라거스, 브로콜리, 치즈, 계란, 우유, 쌀, 밀전분 등에 많이 함유되어 있습니다.

🌿 비타민 B3(니아신, 니코틴아마이드)

니아신은 혈관 확장 효과가 있고 혈액순환을 좋게 하며 LDL 콜레스테롤은 낮추고 HDL 콜레스테롤은 올리는 작용을 합니다. 니코틴아마이드는 근골격계에 작용해 통증 완화나 근육 이완 작용을 합니다. 특히 니아신은 신경안정제 작용을 하므로 비타민 C, 비타민 B6와 함께 사용하면 여러 가지 신경정신질환에 효과적입니다.

종종 니아신을 복용하는 사람들 중에 피부 충혈이 심해지거나 가렵고 열이 나는 경우가 있는데, 이것은 히스타민이 나오면서 생기는 알레르기 증상입니다.

결핍되면 구취, 설사, 신경과민, 피부염 등이 생길 수 있습니다. 맥주효모, 콩류, 닭고기, 전립분, 생선 등에 많이 함유되어 있습니다.

🌿 비타민 B5(판토텐산)

'항스트레스 비타민'으로 스트레스로 인해 만성피로와 불면증이 찾아왔을 때 비타민 B5와 비타민 C를 함께 복용하면 부신 기능이 높아집니다. 특히 부신피질호르몬과 항체 생산에 필수적인 영양소로 에너지 대사에 관여하는 코엔자임 Q10의 필수 성분입니다. 또한 요산 생성을 억제해 통풍을 예방하며 성호르몬을 만드는 데 작용해 불임에도 응용되고 있습니다.

탄수화물·지방·단백질 대사에 관여하며 스트레스 해소, 면역 증진, 콜레스테롤 산화 방지, 기억장애 예방, 통풍 예방, 류머티즘 관절염 치료 등에 필요합니다.

결핍되면 피로와 불면증이 생기고 콩이나 닭고기, 동물조직 특히 간에 많이 함유되어 있습니다.

비타민 B6(피리독신)

아미노산 대사에 필수이며 체내 생화학 반응 중 나트륨과 칼륨의 균형을 유지합니다. '천연이뇨제' 기능을 하는 비타민이기도 합니다. 또한 적혈구 생성, 뇌신경 기능, 핵산 합성, 효소 활성화에 관여하며 동맥경화 유발물질로 알려진 호모시스테인 생성을 억제합니다.

그밖에 노화와 밀접한 관계가 있으며 필수지방산이 프로스타글란딘으로 변하는 데 꼭 필요한 영양소입니다. 인슐린 분비에도 필요한 영양소로 당뇨병 예방 효과가 있으며 동맥경화 예방, 생리전증후군에 효과가 뛰어납니다. 류머티즘 관절염, 정신 신경 활동, 구토, 입덧 및 빈혈 예방, 피부병, 면역 강화에도 효과가 있습니다.

결핍되면 구강염, 피부염, 신경과민, 근육경련, 비듬이 생길 수 있습니다. 대표적으로 맥주효모, 당근, 육류나 생선, 바나나에 많이 들어 있습니다.

🌿 비타민 B9(엽산)

'시금치 비타민', '브레인 푸드'로 DNA 합성의 보조효소로 기능합니다. 또한 단백질 대사를 돕고 적혈구 생성에 필수불가결한 영양소입니다. 특히 동맥경화 유발물질인 호모시스테인을 낮추는 작용에서 가장 중요한 역할을 합니다. 그밖에 노인성 우울증, 치매, 잇몸병, 통풍, 퇴행성관절염 예방과 치료에도 효과적입니다.

결핍되면 노화와 동맥경화를 촉진합니다. 시금치, 보리, 강낭콩, 맥주효모, 현미, 닭고기, 쇠고기, 치즈, 쌀겨 등에 많이 함유되어 있습니다.

🌿 비타민 B12(시아노코발아민)

적혈구 생성에 관여하고 세포 생성 및 성장을 촉진하며 식욕 부진 해소와 에너지를 높이는 역할을 합니다. 섭취한 음식물의 소화와 흡수에 도움을 주고 뇌신경세포의 활동을 도와 집중력과 기억력을 높이는 효과를 냅니다. 철분과 엽산을 보조해 악성빈혈 예방 효과가 있으며 신경과민 감소, 집중력 및 기억력 향상에도 도움을 주어 치매 예방 효과가 뛰어납니다. 그 외에 심혈관질환 예방에도 효과가 있습니다. 특히 동물성 식품에 많이 함유돼 채식주의자에게 결핍증이 나타나기 쉬우므로 별도의 보충이 필요합니다.

결핍되면 악성빈혈, 체취, 월경불순, 신경과민, 비듬 등이 생길 수 있습니다. 우유, 생선, 육류, 달걀 등에 많이 함유되어 있습니다.

비오틴

다른 비타민 B군의 체내이용률을 높이는 작용을 하며 미세한 양으로도 충분한 작용을 합니다. 모발과 관련이 많고 섭취한 음식물을 통해 장내유산균이 합성합니다. 또한 만성칸디다, 당뇨, 항생제 상습 복용, 피부염, 잦은 구토, 빈혈 등에 도움을 줍니다.

결핍증은 드물지만 유아기 지루성피부염의 원인이 될 수 있습니다. 익힌 계란노른자, 바다생선, 육류, 우유, 효모, 도정한 곡류 등에 많이 함유되어 있습니다. 계란의 흰자에 포함된 아비딘은 비오틴과 결합해 비오틴의 흡수를 방해하므로 반드시 익혀서 먹는 게 좋습니다.

콜린

신경전달물질인 아세틸콜린의 원료로 체내에서 메티오닌이나 세린으로 만들 수도 있지만 체내 생성으로는 부족하므로 음식을 통해 섭취해야 합니다. 콜린은 기억력을 향상시키고 두뇌 기능을 활성화합니다. 특히 신경계질환에 필수적이며 지질대사, 안면근경련, 기억력장애, 알코올중독에 효과적입니다.

계란노른자, 육류, 우유, 곡류 시리얼, 양배추, 콩, 소의 간 등에 풍부하게 들어 있습니다.

이노시톨

체내에서 콜린과 함께 레시틴 합성의 원료로 쓰이며 지방과 콜레스테롤을 분해해 혈액의 점도를 낮춰줍니다. 특히 동맥경화 예방에 좋고 간의 지방도 제거해줍니다. 모발이 자라는 데 꼭 필요한 영양소로 스트레스에 따른 탈모 예방 및 치료에도 효과가 있습니다.

이노시톨과 콜린은 수용성과 지용성의 성질을 모두 가지고 있어서 뇌신경 조직에 꼭 필요한 영양소입니다. 불면증·불안증·기억력 감퇴에 도움을 주고 과일, 채소, 도정하지 않은 곡류, 우유, 고기 등에 많이 들어 있습니다.

PABA(파라아미노벤조산)

엽산 합성의 원료로 늘 엽산과 함께 작용해 적혈구 생성에 관여합니다. 항산화제로 비타민 B5의 작용을 보조하는 기능을 하며 단백질 대사의 보조효소이기도 합니다.

특히 스테로이드호르몬의 작용과 각성호르몬의 작용을 높여주는

데, 이는 PABA가 이 호르몬들이 간에서 분해되는 것을 막아주기 때문입니다. 또한 섬유 형성을 풀어주는 역할을 하고 불임과 유산균 증식에도 도움을 줍니다.

결핍되면 우울증, 피로, 소화장애, 두발 탈색 등의 양상이 나타납니다. 동물의 신장, 간, 도정하지 않은 곡류 등에 많이 함유되어 있습니다.

비타민 D

장에서의 칼슘 흡수를 높여 치아, 골격 기능을 향상시킵니다. 세포 기능이나 면역성과 밀접한 관계가 있으며 노화에도 직접적인 영향을 미칩니다. 비타민 D는 일주일에 한두 번씩 15~20분 일광욕을 하면 생성됩니다. 비타민D 는 "면역 비타민"이라고도 하는데, 그 이유는 면역을 담당하는 각종 백혈구에 비타민D 수용체가 있어서 체내로 들어온 비타민D를 받아들이게 됩니다. 그래서 이러한 비타민D를 통해서 체내 염증물질을 억제하고 바이러스와 세균을 죽일 수 있는 면역 단백질을 만들어 내게 됩니다. 또한 비타민D는 미성숙세포가 암세포로 변환되는 것을 막고, 병들고 늙은 세포가 저절로 죽도록 '세포 자살현상'을 유도하게 됩니다. 그래서 비타민D를 "항암 비타민"이라고도 합니다. 특히 여러 연구결과에서 대장암과 혈중 비타민D농도는 반비례하는 현상을 보였습니다. 비타민D가 2배 부족하면 대장암이 2배 많이 발생하는 것으로 알려져 있습니다. 우리나라에서 대장암 발병율이 급속도로 증가하여 2008년 이후 전세계 1위를 하고 있기에 국민들의 비타민D 섭취에 많은 관심과 실행이 따라야 할 것 같습니다.

또한 유방암도 우리나라 40대 여성들에게서 많이 발생하고 있는데, 지나친 다이어트와 자외선 차단에 따른 비타민D 부족현상이 큰 원인이란 생각이 듭니다. 비타민D의 혈중농도를 측정해서 혈중농도가 10ng/ml미만이면 병적상태 | 구루병 | 이며, 즉각적인 치료가 필요하고, 10-20ng/ml 이면 부족증으로 볼 수 있으며 20-30ng/ml이상이면 정상이라고 보지만, 40ng/ml 이상이 되어야 항암효과가 나타나는 것으로 알려지고 있습니다. 이러한 혈중농도를 1ng/ml 올리기 위해서는 100 IU의 용량이 필요하며 지금 섭취시 3-4개월 이후에나 효과를 보게 됩니다. 부작용을 최소화하면서 비타민D 효과를 극대화 하기 위해서는 투여용량이 최소한 2,000 IU는 되어야 합니다. 일반적으로 매일 3,000 IU 정도의 비타민D 섭취가 적당하다고 할 수가 있습니다. 일반적인 최소 비타민D의 공급은 일주일에 두번씩 20분정도 일광욕을 해주게 되면 생성이 됩니다. 제품으로 먹을 때는 반드시 칼슘과 함께 복용해야 합니다. 결핍되면 충치, 골다공증, 골연화증, 구루병 등이 생깁니다.

🌿 비타민 E

항산화 작용이 강하며 혈관을 깨끗하고 탄력 있게 만들어 심혈관질환 예방에도 효과적입니다. 또한 회춘 기능이 있어서 검버섯이 생기는 것을 막고 갱년기장애의 고통을 덜어줍니다. 그 외에 피부노화 방지, 암·당뇨·자율신경 기능 이상, 퇴행성질환 예방 및 치료에 효과가 뛰어납니다. 면역 증진, 눈 건강, 생식 기능에도 도움을 줍니다.

비타민 E는 천연제품이 합성제품보다 두 배 더 강력합니다. 결핍되면 적혈구가 파괴되며 신경질환, 근육위축증 등이 생기고 빈혈 및 생식기능장애가 발생합니다. 채소, 달걀, 생선, 마가린 등에 많이 들어 있습니다.

🌿 비타민 K

혈액 응고 과정에 필요한 물질을 만드는 데 필요합니다. 특별한 증상이 없다면 자연식품을 통해 섭취하는 것으로 충분합니다. 결핍되면 많은 출혈이 일어나며 푸른 채소와 돼지 간에 많이 함유되어 있습니다.

🌿 바이오플라보노이드

'비타민 P'로 통하며 루틴, 헤스페리딘, 쿼서틴, 시트린 등 다양한 종류가 있습니다. 바이오플라보노이드는 비타민 C의 흡수를 촉진하며 모세혈관을 강화하고 혈액순환 및 항균 작용을 하는 한편 담즙 생성을 촉진합니다. 백내장 예방과 콜레스테롤 수치 저하에도 도움을 줍니다.

쿼서틴은 하루 1~2그램을 쓰면 천식과 알레르기에 효과가 있고, 브로멜린은 쿼서틴의 흡수를 높이며 서로 상승 작용을 합니다.

바이오플라보노이드는 체내에서 합성되지 않으며 레몬·오렌지 같은 과일껍질 안쪽의 흰 부분이나 살구, 체리, 자몽, 포도, 레몬, 자두, 로즈힙, 오렌지 등을 통해 섭취할 수 있습니다.

❦ 코엔자임큐 10

전체적으로 비타민 E와 같은 작용을 하며 훨씬 더 강력한 항산화제입니다. 나이가 들수록 조직 중에서 농도가 점점 감소하므로 반드시 보충해주어야 합니다. 그러한 보충을 통해 면역 기능을 높이고 노화를 지연하며 암을 예방할 수 있습니다. 에너지 생성에 중요한 역할을 하기에 만성피로에 효과가 좋으며 심장근육에서 에너지를 생산하게 돕고 심장근육이 잘 수축해서 혈액을 심장밖으로 효과적으로 펌프질하는 데 도움을 줍니다. 항히스타민 작용도 있어서 알레르기, 천식, 호흡기질환 치료에도 효과적입니다. 특히 정신분열증·알츠하이머 같은 뇌 기능 이상과 비만, 칸디다, 잇몸질환, 당뇨, 다발성경화증, 십이지장궤양 등에 효과를 냅니다. 약물 | 고지혈증, 당뇨약, 항암제 | 을

드시는 분들은 감소하기에 반드시 먹어야하는 영양제입니다. 주로 연어, 정어리, 고등어 등의 생선에 많이 들어 있습니다. 이 영양소는 빛에 약하므로 보관에 주의해야 합니다.

🌱 비타민 C

'비타민의 대명사'로 불릴 만큼 중요한 비타민으로 활성산소의 불안정한 전자를 받아줌으로써 항산화 효과를 냅니다. 우리가 스트레스를 받으면 부신피질에서 코르티솔, 부신수질에서 아드레날린을 분비해 스트레스저항성을 높이는데 이때 가장 많이 쓰이는 물질이 비타민 C입니다. 비타민 C는 스트레스와 싸우는 투사의 역할을 하며 신체 중 부신에 가장 풍부하게 존재합니다. 또한 바이러스 감염 | 간염, 감기 | 시 백혈구 중 임파구 등이 나서서 싸우는데, 그 임파구가 에너지를 내는 동력이 바로 비타민 C입니다.

그밖에 철분 흡수를 도와 빈혈을 예방하고 콜레스테롤을 감소시켜 동맥경화를 예방합니다. 몸에 필요한 콜라겐 조직을 만들어 조직, 잇몸, 혈관, 뼈의 성장에도 중요한 역할을 합니다. 노화 예방, 골절이나 상처 시 치유 촉진, 비염 등의 알레르기 반응 감소, 혈당 감소의 효과도 있습니다. 그뿐 아니라 현대인의 3대 질병인 당뇨, 심혈관질환, 암 등의 예방 및 치료에도 비타민 C가 적극적으로 쓰이고 있습니다.

비타민 C를 충분히 섭취하면 당뇨 예방에 효과적인 것으로 알려져 있으며 심혈관질환 예방에도 비타민 C의 기능이 작용합니다. 이는 비타민 C가 콜라겐을 합성해 혈관벽을 튼튼하게 해주고 계면활성 작용으로 물과 기름 사이에 작용해 장력을 낮춤으로써 콜레스테롤이 녹는 효과를 내기 때문입니다.

우리 몸에서는 매일 1,000~2,000개의 암세포가 생기지만 체내 방어시스템이 작동해 암세포를 제거합니다. 이 방어시스템의 주작용은 임파구에서 일어나며 이 임파구는 비타민 C를 고용량으로 먹을 때 증가합니다.

비타민 C가 암과 싸우는 방법은 네 가지로 알려져 있습니다.

첫째, 강력한 항산화 작용입니다. 활성산소를 제거해 혈중 지방이 과산화하는 것을 막고 세포막을 보호하며 사용한 비타민 E를 재생해 더 큰 항산화 효과를 보탭니다.

둘째, 비타민 C가 암세포를 파괴합니다. 비타민 C는 몸 안에 들어오면 산화형-아스코르빈산으로 변하는데, 이것이 암세포 효소와 만날 경우 다시 아스코르빈산으로 변합니다. 이것은 암세포 안에 머물면서 암세포를 파괴합니다.

셋째, 비타민 C가 콜라겐을 합성하기 때문에 세포 사이에 콜라겐 방어막 | 세포 사이의 시멘트질 | 이 탄탄해져 암세포 증식이 힘들어지고 결국 암세포는 괴사합니다.

넷째, 비타민 C가 면역체계를 높입니다. 체액 면역에 관여하는 글로

불린과 세포성 면역에 관여하는 임파구를 증식시켜 암세포의 성장을 막는 것입니다.

비타민 C 복용이 과일이나 야채보다 좋다는 뜻은 아니지만 요즈음의 과일과 야채는 과거보다 영양가가 많이 떨어져 있으므로 과일과 야채를 먹어도 비타민 C를 반드시 따로 복용해야 합니다.

비타민 전문가인 라이너스 폴링 박사, 서울대 이왕재 교수, 하병근 박사는 현대인은 누구나 비타민 C를 필수적으로 복용해야 한다고 주장합니다. 비타민 C는 한 살이 지나면 만들어지지 않으므로 꼭 외부에서 필요량을 보충해주어야 합니다. 산성비나 산성비료로 인해 야채, 과일의 영양소가 1950년대에 비해 10분의 1까지 떨어졌으므로 야채 및 과일만으로는 필요한 비타민 C를 채울 수 없습니다.

간혹 비타민 C를 많이 먹으면 요로결석이 생긴다는 주장도 있지만, 요로결석이 생기는 주된 원인은 수분 섭취 부족입니다. 신장은 수용성 노폐물을 걸러내는 장기로 신장을 통해 수용성 노폐물을 빼내려면 충분한 물이 필요합니다. 그래서 물을 충분히 마시는 사람에게는 요로결석이 생길 수 없습니다.

비타민 C는 수용성이라 6시간이 지나면 혈액 속에 남아 있지 않으므로 식사 때마다 섭취하는 것이 좋습니다. 특히 아침을 잘 먹지 않는 현대인은 점심과 저녁 식사 후 반드시 섭취해 음식에서 생기는 발암물질을 줄이는 것이 좋습니다. 시중에는 다양한 종류의 비타민

C가 있는데 꾸준히 장기간 복용하려면 좋은 원료의 제품을 섭취해야 합니다. 최근에는 부작용 없는 천연제품으로 임상실험을 통해 그 효능이 입증된 비타민도 있으므로 장기적으로 안전하게 먹을 수 있는 제품을 선택하는 지혜가 필요합니다.

5. 미네랄

오염된 토양과 화학비료, 농약으로 얼룩진 토양에서 수확한 식품을 통해 무엇을 얻을 것인가?

우리 몸은 탄수화물, 지방, 단백질, 수분 등이 96퍼센트를 차지하며 미네랄은 4퍼센트에 불과합니다. 그런데 이 4퍼센트의 미네랄이 부족하면 탄수화물, 지방, 단백질, 비타민이 제대로 작용할 수 없습니다. 무너진 몸의 균형을 잡아주고 신진대사가 원활히 일어나도록 우리 몸의 대사에서 윤활유 역할을 하는 것이 미네랄입니다.

안타깝게도 현대인은 아무리 많은 음식을 먹어도 미네랄을 충분히 섭취하지 못하고 있습니다. 인체의 건강은 칼로리나 비타민, 탄수화물, 단백질, 지방보다 흡수되는 미네랄에 더 좌우된다고 합니다. 그래서 미네랄 부족을 '숨겨진 기아'라고 부르기도 합니다.

미네랄 부족의 가장 큰 원인은 잘못된 식습관에 있습니다. 베이비부머 세대는 영양학적 관점에서 처음으로 서구식 식사를 시작한 세대입니다. 육류, 간식, 조미료, 가공식품을 무턱대고 접하기 시작하면서 이들은 전 세대에 비해 만성질환이나 대사성증후군으로 고생하는 사람이 많습니다. 여기에다 생명의 근원은 토양인데 70년대부터 시작된 화학농법으로 인해 토양이 미네랄을 70퍼센트 이상 잃었습니다. 이는 농약과 제초제, 화학비료 등으로 토양을 산성화한 결과입니다. 현재 한국인에게 가장 부족한 미네랄은 '쌍칼'이라 불리는 칼슘과 칼륨입니다. 미네랄 부족은 영양불균형을 일으키고 이는 만성질환이나 난치병으로 이어집니다.

우리 몸은 기본적으로 에너지 활동으로 생명을 유지합니다. 생명에너지란 태양이 만들어내는 에너지 알갱이가 우리 몸에 전달된 것으로 이 에너지가 온몸으로 퍼지도록 해주는 활성물질이 미네랄입니다. 가공 및 정제한 음식에는 이처럼 자연이 주는 선물이라 할 수 있는 에너지가 없습니다.

미네랄이 우리 몸에서 하는 역할을 살펴보면 다음과 같습니다.

첫째, 우리 몸의 신경 및 전기 시스템 운영의 기본요소로 신경자극을 전달하고 근육수축 등에 관여하는 각종 효소를 생성 및 조절하는 작용을 합니다.

둘째, 우리 몸이 항상성을 유지하도록 산도를 적절히 조절합니다. 우리 몸이 약알칼리인 pH7.4를 유지하는 것은 미네랄 덕분입니다.

셋째, 우리 몸의 70퍼센트를 차지하는 물, 즉 체액 이동을 조절하는 역할을 합니다. 체액 이동은 세포외액과 세포내액 사이의 미네랄 농도를 조절함으로써 일어납니다.

넷째, 우리 몸의 대사를 조절하는 효소에 작용하는 것은 비타민입니다. 이러한 비타민이 활발히 움직이도록 하는 효소가 미네랄이며 미네랄이 부족하면 아무리 많은 비타민을 섭취해도 활성화될 수 없습니다. 미네랄이 부족할 경우 단백질도 호르몬 생성이나 면역 기능, 효소 작용을 제대로 해내지 못합니다.

체내에 4퍼센트밖에 존재하지 않지만 미네랄의 상호작용이 없으면 다른 영양소를 아무리 많이 섭취해도 소용이 없습니다.

미네랄이 불균형을 이루는 원인에는 여러 가지가 있습니다.

우선 스트레스로, 스트레스를 받으면 아연과 비타민 B군이 결핍되면서 체내 영양소 흡수가 더뎌져 미네랄 결핍이 발생합니다. 과도한 편식, 단식, 과음 등을 해도 미네랄 결핍이 생깁니다. 환경오염으로 인한 독성물질도 미네랄 대사에 장애를 일으켜 결핍이 발생합니다. 약물을 과다 복용해도 약물이 미네랄 섭취를 방해하거나 독성 미네랄 축적을 일으킵니다.

미네랄 중에서 비교적 양이 많은 것은 칼슘, 마그네슘, 칼륨, 나트륨, 인, 황, 염소 등이며 미량 성분으로는 아연·셀레늄·크롬·요오드·철·구리·망간·몰리브덴·코발트·붕소·비소·규소·주석·

바나듐·니켈 등이 있습니다.

대표적인 미네랄의 특징을 살펴보면 다음과 같습니다.

🌿 마그네슘

마그네슘은 지구상에 생명을 부여한 미네랄입니다. 그 이유는 식물의 광합성은 엽록소를 통해 이루어지는데, 이 엽록소를 구성하는 핵심 미네랄이 마그네슘이기 때문입니다. 칼슘과 함께 뼈와 치아의 주요 구성성분입니다. 섭취된 마그네슘의 60퍼센트가 뼈와 치아로 가고 30퍼센트는 근육으로, 10퍼센트는 나머지 부분으로 갑니다. 혈중 마그네슘이 부족하면 뼈와 치아에서 칼슘과 함께 마그네슘을 끌어다 쓰는 바람에 골다공증이 심해집니다. 칼슘과 마그네슘은 '신진대사의 숨은 실력자'라는 별명을 가지며 오늘날 현대인들에게 가장 부족하기 쉬운 두가지 미네랄입니다. 마그네슘과 칼슘은 바늘과 실처럼 항상 같이 움직입니다. 칼슘과 마그네슘은 나트륨과 칼륨 사이처럼 항상 반대되는 작용 | 길항작용 | 을 하는 미네랄 커플입니다. 칼슘은 신경세포의 흥분을 일으키지만, 마그네슘은 억제를 일으키고 칼슘은 변비를 유발하지만, 마그네슘은 설사를 일으킵니다. 주로 칼슘의 부작용으로 알려진 동맥경화나 신장 결석도 마그네슘 부족과 관련이 더 깊습니다. 칼슘과 마그네슘은 2:1의 비율로 존재하는게 가장 안전하다고 알려져 있습니다. 칼슘과 인의 과다 섭취로 인한 상대적

결핍이 생길 수 있지만 과다 섭취해도 문제가 발생하지 않습니다. 지금까지 밝혀진 마그네슘의 기능을 보면 인슐린 작용 및 분비를 원활히 해주고 혈관 확장 작용으로 혈압을 낮춰주며, 부정맥과 울혈성심부전을 개선해줍니다. 그리고 편두통을 완화합니다.

급성질환을 앓는 사람들은 대부분 마그네슘이 부족합니다. 마그네슘이 부족하면 우울증, 근육경련, 마비 증상, 부정맥, 협심증, 발작 증세 등이 나타나기 쉽습니다. 가장 일반적으로 나타나는 증상은 눈꺼풀이 파르르 떨리는 것입니다. 또한 혈전이 생겨 동맥경화를 유발하며 인슐린에 문제가 발생해 당뇨병이 생기기도 합니다.

마그네슘은 콩, 두부, 아몬드, 참깨, 김, 미역, 다시마, 멸치, 바지락, 코코아 등에 많이 함유되어 있습니다.

🌱 칼륨

칼륨이 부족하면 고혈압이 생깁니다. 세포 안의 나트륨과 세포 밖의 칼륨은 세포막을 통해 서로 교환을 합니다. 이때 만약 칼륨이 부족해 세포 안의 나트륨을 밀어내는 작용이 약해지면 칼륨 대신 칼슘이 세포 안으로 들어오는데, 이 칼슘이 혈관을 수축시켜 혈액의 흐름을 방해하고 혈압을 높입니다. 또한 짠 음식을 많이 먹을 경우 세포 안의 나트륨이 나가고 칼륨이 들어오는 작동이 일어나지 않아 칼륨 부족 증상이 나타납니다. 이 경우 식욕부진, 구토, 고혈압, 부정맥,

권태감 등이 나타날 수 있습니다. 반면 칼륨을 과잉 섭취하면 나트륨과의 균형이 깨지면서 고칼륨혈증으로 인한 지각장애, 마비, 부정맥 등이 생길뿐 아니라 심장이 멈출 수 있습니다.

❦ 인

생명의 블랙박스를 DNA라고 하는데 이 DNA에는 인산이 결합되어 있습니다. RNA는 DNA의 단백질 합성 명령을 여러 개로 복사해 단백질을 만드는 리보솜에 전달합니다. 이러한 DNA와 RNA의 형성 및 균형 유지에 반드시 필요한 미네랄 성분이 인입니다. 그래서 인이 부족하면 단백질 합성에 문제가 생깁니다. 인은 우리 몸의 에너지 생성에 중요한 미네랄로 부족보다 과잉 섭취에 더 주의해야 합니다. 인을 과잉 섭취하면 부갑상선호르몬이 작용해 인을 배출하면서 칼슘과의 농도 균형을 맞추기 위해 뼈 속 칼슘을 꺼내 쓰기 때문입니다.

❦ 칼슘

비타민D와 더불어 우리나라 사람에게 가장 부족한 영양소입니다. 전체의 99퍼센트가 뼈에 있으며 그중 20퍼센트가 1년 동안 대사됩니다. 인과 함께 작용해 뼈와 치아 형성에 필수적인 역할을 하며 마그네슘까지 첨가되면 체내의 화학적, 전기적 조절에 관여합니다. 신경 전달 과정에서 정보가 시냅스 끝에 도달하면 칼슘이온이 세포 내로 유입되고, 이어 아세틸콜린이 분비되며 그다음에 신경세포로 정보가 전달됩니다. 칼슘이 대장건강에 관여하여 대장폴립 발생을 줄이고 대장암 예방효과가 있으며, 장에서 지방의 흡수를 방해하고, 심장박동을 규칙적으로 유지하고 콜레스테롤 수치를 낮춰 심혈관질환을 예방하며 혈압강하와 혈액응고에도 필수적인 영양소입니다. 그래서 칼슘이 부족하면 신경전달 과정이 둔해지고 근육 수축에도 문제가 생깁니다.

한편 칼슘은 기억력과 집중력을 높여주고 뇌의 안정을 도모해 마음을 편안하게 해줍니다. 또한 칼슘은 세포를 망가뜨리는 유해물질과 단단히 결합해 방출시킴으로써 세포 손상을 막아 암 발병률을 낮춥니다. 여성의 경우 폐경기 전후에 에스트로겐이 감소하는데 이 에스트로겐은 골밀도 감소를 막아줍니다. 그러므로 폐경기 이후 5년까지는 적극적으로 칼슘 섭취에 주의를 기울여야 골다공증을 예방할 수 있습니다. 한 번에 다량 복용하기보다 하루 중 또는 취침 전 소량을 여러 번에 걸쳐 복용하는 것이 가장 효율적입니다. 특히 저녁에 복용하는 칼슘제는 숙면을 돕는 기능을 합니다.

칼슘을 섭취시 콩팥에 돌이 생긴다는 잘못된 설이 있습니다. 신장의 돌의 주성분은 옥살산 칼슘으로 옥살산은 칼슘섭취가 적을시 많이 생기는 것으로 밝혀졌습니다. 가장 흔한 칼슘제의 부작용은 위장장애로 변비, 가스, 복부팽만등이 있습니다. 이러한 칼슘제제는 탄산

칼슘제와 구연산칼슘제제가 있는데, 탄산칼슘제는 흡수시 위산도에 영향을 받지만, 구연산칼슘은 공복이든 식후든 음식과 상관없이 잘 흡수되기에 구연산칼슘제제를 권해드립니다. 칼슘이 풍부한 음식으로는 멸치, 된장, 우유, 파래김, 다시마, 파슬리, 쑥갓, 요구르트, 치즈 등이 있습니다.

🌿 크롬

인슐린의 작용을 활발하게 해주고 혈당 조절에 관여합니다. 특히 아미노산의 대사산물인 피콜리네이트와 킬레이트가 결합한 '크롬피콜리네이트' 형태일 때 흡수율이 높습니다. 또한 지질대사에 관여해 중성지방을 낮추는 한편 좋은 콜레스테롤은 증가시키고 나쁜 콜레스테롤은 감소시키는 데 관여합니다. 근육 강화와 지방 대사를 촉진하지만 과다 섭취하면 복통, 구토, 설사, 간장애, 중추신경장애 등이 생길 수 있으므로 주의해야 합니다. 크롬은 따로 먹을 필요가 없이 종합비타민제에 들어있는 정도만 섭취해도 충분합니다. 정제한 흰 밀가루나 가공 조리한 음식의 과다 섭취는 크롬 결핍증을 유발합니다.

정제되지 않은곡물 | 현미 |, 맥주효모, 버섯, 크롬은 아몬드, 땅콩, 완두콩, 미역, 파래김, 바지락, 돼지고기, 달걀노른자에 많이 함유돼 있습니다.

철

혈액 내 미네랄 중에 가장 많은 양이 들어 있습니다. 철은 온몸에 산소를 운반하는 혈액 속 헤모글로빈의 구성성분으로 일단 만들어지면 약 4개월간 산소를 운반하다가 수명이 다하면 분해됩니다. 이처럼 철분은 산소 운반 기능과 활성산소 제거로 면역력을 키워 노화와 질병을 예방하는 기능을 합니다. 많은 효소의 필수적인 성분으로 특히 아동 성장에 매우 중요한 영향을 미치는 미네랄입니다. 또한 체온을 높이고 유지하는 데 필수적인 영양소입니다.

가장 쉽게 부족해지는 미네랄인 철분은 성장기 아이, 여성, 임산부에게 결핍되기 십상입니다. 이는 섭취한 철의 약 10퍼센트만 흡수가 가능하고 나머지는 그대로 배출되기 때문입니다. 비타민 C는 철분의 체내 흡수력을 30퍼센트 정도 향상시킵니다. 철의 흡수를 위해서는 위내 염산도 충분해야 하며 구리, 망간, 몰리브덴, 비타민 A, 비타민 B복합체 등이 필요합니다. 반면 아연과 비타민 E는 철분 흡수를 방해합니다.

박테리아 감염 시에는 철분제를 복용해서는 안 됩니다. 박테리아의 성장에 필요한 철분을 제공하는 결과를 초래하기 때문입니다. 철분 부족 시 스트레스와 짜증을 잘 내며 아이들의 경우 과잉행동장애나 주의력결핍 증상을 보입니다. 철이 풍부한 음식으로는 닭과 돼지의 간, 소고기, 멸치, 건새우, 참깨, 무청, 김, 달걀노른자 등입니다.

🌿 아연

모든 미네랄 중에서 가장 많은 효소를 돕는 미네랄입니다. 특히 정자와 남성호르몬 생성에 도움을 주는 까닭에 '섹스 미네랄'로 불리며 성장호르몬, 인슐린, 성호르몬의 정상적인 작용에도 없어서는 안 되는 물질입니다. 또한 기억력, 판단력, 학습력을 높이기 때문에 '학습 미네랄'이라 부르기도 합니다. 아연은 성인의 몸속에 1.4~2.5그램이 있는데, 약 60퍼센트가 근육에 저장되고 약 25퍼센트는 뼈에 저장됩니다.

아연은 단백질을 합성하고 세포 분열을 촉진하며 부족 시 발육 부전이 생깁니다. 상처 치유와 다량의 단백질 합성 효소에도 아연이 필요하며 상처 조직 복구, 면역 기능 활성화, 활성산소 제거, 노화와 질병 예방, 인슐린 합성 및 저장 기능에 영향을 미쳐 혈당을 조절하는 역할도 합니다. 결핍되면 발육 부전, 정신장애, 피로, 식욕부진, 상처 치유 지연, 시력장애 등이 나타납니다. 극소량의 아연만 몸에 저장되기 때문에 올바른 식생활을 하지 않으면 즉시 부족해지기 쉬운 미네랄입니다. 풍부한 음식으로는 소고기, 돼지고기, 굴, 전복, 멸치, 청국장, 국산콩, 참깨, 아몬드, 달걀노른자 등입니다.

🌿 셀레늄

비타민 E와 비슷한 작용을 합니다. 우선 셀레늄은 글루타티온과산화효소의 구성성분│한 분자당 네 개의 셀레늄│으로 이 효소가 활성산소를 분해하는 글루타티온의 활동성을 높여 노화로 인해 발생하는 동맥경화, 심장질환, 백내장 등을 방지하는 효과를 냅니다. 또한 셀레늄은 우리 몸의 독소를 배출하거나 독성을 줄여주는 해독 작용을 합니다. 셀레늄의 양이 부족해지면 항산화 작용이 약해져 노화가 빨리 진행되고 면역 기능 약화로 질병이 생길 수 있습니다. 반대로 과잉 섭취할 경우 피로감, 탈모, 구토, 말초신경장애 등이 생깁니다.

셀레늄이 풍부한 음식으로는 김, 미역, 다시마, 아몬드, 꽁치, 굴, 모시조개, 소의 간, 달걀노른자, 백미, 현미 등입니다.

🌱 망간

조혈 기능에 관여하고 지방을 산화해 퓨린계 핵산을 대사하는 데 필요한 효소 생성에 필수적인 영양소입니다. 골격 형성, 생식 기능, 중추신경계 기능 유지에도 주요 요소입니다. 또한 많은 동물이나 식물의 효소에 필수적인 원소입니다. 특히 질소 함유 노폐물을 배설 가능한 화합물로 변환시키는 간 효소 아르기나제에 쓰이며 식물의 인 전달 효소에도 필요합니다.

해초류, 블루베리, 계란노른자, 파인애플, 시금치, 푸른 잎채소 등에 많이 함유돼 있습니다.

🌱 요오드

요오드는 갑상선호르몬의 성분으로 신진대사를 조절하고 성장기 발육을 촉진하는 미네랄입니다. 건강한 성인에게는 15~20mg의 요오드가 있으며 이 중 70~80퍼센트가 갑상선에 존재합니다.

🌱 몰리브덴

질소대사에 필수적인 영양소로 퓨린이 요산으로 바뀌는 마지막 단계에 관여합니다. 식품 보전을 위해 식품 혹은 의약품에 첨가되는 물질이기도 합니다. 특히 설파이트 | sulfite | 제거에 중요한 역할을 하는데 설파이트는 이에 과민한 사람에게 두드러기, 설사, 기관지천식 등을 유발하는 원인물질입니다.

🌱 붕소

체내 칼슘을 흡수하는 데 필수적인 영양소입니다. 비타민 D를 활성화해 뼈의 성장과 안정에 기여하므로 골다공증이나 관절염 환자에게 붕소 공급은 필수적입니다. 붕소는 채소, 과일, 곡류 등에 풍부하지만 하루 3mg 이상 섭취하지 않는 것이 좋습니다.

🌱 구리

뼈, 헤모글로빈, 적혈구를 형성하는 역할을 합니다. 비타민 C, 아연과 함께 작용해 인체 내 탄성 결합조직의 일종인 엘라스틴을 합성하며 신경계를 건강하게 만듭니다. 또한 미각을 유지하고 피부와 머리카락의 착색에 관여하며 상처를 치유하는 영양소입니다. 신경계를 건강하게 만들고 철의 대사를 돕는 한편 아연, 망간과 함께 활성산소를 분해하는 항산화 작용을 해 카드뮴이나 납의 독성을 중화시킵니다. 특히 구리는 콜라겐과 뼈 세포간질의 결합조직 구성분을 생성하는 데 필수적인 영양소이므로 부족 시 골다공증이 생기기 쉽습니다.

아몬드, 보리, 콩류, 브로콜리, 마늘, 버섯, 오렌지, 건포도, 연어, 해산물, 채소 등에 많이 함유되어 있습니다.

6. 물

신진대사와 해독을 위해 따뜻한 물을 하루 2.5리터 이상 마시기

신진대사와 해독을 위해 따뜻한 물을 하루 2.5리터 이상 마시는 습관을 들이는 것이 좋습니다. 우리 몸은 물로 가득한 미세한 세포물주머니가 조밀하게 연결된 상태로, 엄마의 양수부터 시작해 방금 태어난 신생아는 90퍼센트, 성인이 되면 몸의 70퍼센트 이상을 차지하고 70세가 넘은 노인들은 50퍼센트가 물로 구성되어 있습니다. 물은 산소 다음으로 인간의 생존에 중요한 요소입니다.

몸 전체에서 수분이 차지하는 비율을 보면 근육 43퍼센트, 피부 20퍼센트, 혈액 6.5퍼센트, 뇌·장·간장·골격이 각각 2~2.5퍼센트입니다. 우리가 마신 물은 신진대사·배설·호흡·체온 유지 등을 통해 빠져나가는데 호흡으로 600㎖, 땀으로 500㎖, 대변 및 소변으로 1,100㎖이므로 최소한 하루에 2.5리터ㅣ8잔 정도ㅣ는 마셔야 합니다. 일반적으로 체중 kg당 30cc-40cc정도를 마시면 되는데, 60kg일 경우에 최소1800cc 이상이 필요한 것입니다. 물론 한꺼번에 많이 마시면 여러 장기에 부담을 주므로 음식을 씹듯 천천히 자주 마시는 것이 좋습니다.

현대인은 따뜻한 물보다 차가운 물을 많이 마시는데 차가운 물을 마시면 순간적으로 시원하다는 느낌은 받지만 몸이 차가워져 마신 물을 제대로 흡수하지 못하고 체온이 떨어지므로 가급적 따뜻한 물을 마시는 것이 바람직합니다. 운동을 하다가 너무 더울 때, 사우나를 할 때, 아주 더운 여름철에만 찬물을 조금 마시고 평소에는 따뜻한 물을 마시는 게 건강관리의 원칙입니다.

기상 직후 한 컵, 식사 30분 전후에 한 컵, 취침 30분 전에 한 컵 정도 마시고 나머지는 조금씩 나눠 음료수를 즐기듯 마시면 됩니다. 물 대신 차, 커피, 청량음료 등을 마시면 안 되며 빨리 삼키지 말고 입에 머금고 느끼면서 천천히 마셔야 살아 있는 생명체를 맛볼 수 있습니다.

사람이 음식을 먹지 않고 견딜 수 있는 기간은 2~3주지만, 물을 섭취하지 않고는 100시간도 견딜 수 없으며 탈수가 5퍼센트만 진행되어도 대부분 혼수상태에 빠지고 맙니다. 평소에 물을 적게 마시면 섭취한 음식이 제대로 가수분해되지 않아 잘게 부서지지 않고 그 음식들이 몸속 곳곳에 쌓이는데, 특히 혈관이나 신장에 쌓이면 혈압이 오릅니다. 또한 수분이 부족하면 간에서 해독 작용을 할 때 지용성 노폐물이 늘어나 고지혈증이 생깁니다. 고지혈증으로 인슐린이 제대로 작동하지 못해 인슐린저항성이 오면 당뇨병이 발생합니다.

물 마시기는 기본적으로 습관의 문제이므로 물을 적게 마시는 사람은 의식적으로라도 물을 조금씩 자주 마시는 습관을 길러야 합니다.

좋은 물은 **첫째,** 염소 소독처럼 화학 처리를 하지 않아야 합니다.

둘째, 부유물과 세균 등이 없이 깨끗해야 합니다.

셋째, 물맛을 결정짓는 마그네슘과 철분 등의 미네랄이 풍부해야 합니다.

넷째, 약알칼리여야 합니다. 약알칼리수는 생체 활력을 키워주고 산성화를 막아줌으로써 인체 노화를 방지합니다.

알칼리란 태양에너지가 생성한 미네랄이 파괴되지 않고 고스란히 담겨 있는 상태를 말합니다. 알칼리수 중에서도 미네랄이 가장 풍부한 물이 바로 해양심층수입니다. 해양심층수는 일종의 바닷물로 98

퍼센트의 수분, 2퍼센트의 염분 그리고 미네랄로 구성되어 있습니다. 해양심층수는 바다 밑 200미터 이하에 흐르는 물로 표층수보다 온도가 20도 이상 낮으며 외부환경에 노출되지 않고 미네랄이 이온화된 상태로 녹아 있어 인체 흡수가 용이합니다.

우리가 자주 접하는 수돗물은 염소 처리를 하기 때문에 반드시 정화해서 마시고 씻고 사용하는 것이 좋습니다. 염소는 음식의 비타민을 파괴합니다. 그래서 음식을 씻을 때나 설거지를 할 때, 양치나 세안 시에 정수기물을 사용하는 것이 중요합니다. 수영을 하거나 목욕할 때도 염소를 고려해 마지막에 정수한 물로 몸을 씻는 것이 바람직합니다. 건강한 물 사용이 건강한 몸의 시작입니다. 현재 시중에서 구할 수 있는 정수기는 두가지 종류로, **첫째는** 중공사막필터를 사용해서 먼지, 흙등과 같은 미세물질을 걸러내고 활성탄을 사용해서 염소와 같은 소독제를 흡착하여 제거하는 기능을 가진 정수기인데 문제는 중금속을 제거할 수 없다는 것입니다.

두번째는 중금속을 제거하는 기능이 추가된 것인데, 기본정수기 기능에다가 중금속을 제거하기 위해 역삼투압 혹은 이온교환수지기능을 이용하는 것인데, 문제는 중금속뿐아니라 모든 미네랄이 함께 제거된다는 데 있습니다. 그래서 순수한 증류수 등급의 물이 되는 것입니다. 그래서 현실적으로는 정수기를 이용해서 증류수 등급의 물을 보리, 옥수수, 결명차등을 넣어서 끓이면 미네랄성분이 용출되어서 중금속은 없고 미네랄이 풍부한 좋은물을 마실수가 있는 것입니다. 물에는 마그네슘과 칼슘이 많이 함유된 경수ㅣ센물ㅣ와 상대적으로 적게 함유된 연수로 나뉘는데, 경수는 비누에 잘 풀리지 않아서 세탁이 잘되지를 않고 연수는 세탁이 잘되는 특징이 있습니다. 자연이 준 약알칼리수는 칼슘과 마그네슘이 풍부한 센물ㅣ경수ㅣ인 것입니다.

7. 식이섬유
식이섬유 섭취가 건강관리의 중심인 충분한 당영양소 섭취의 기본이란 것 이해하기

사회가 발달할수록 우리는 점점 자연으로부터 멀어지고 있습니다. 식물의 줄기와 잎, 열매 혹은 씨앗에 담긴 자연 에너지는 흙 속의 수많은 미생물 덕분에 하나씩 형성됩니다. 그런데 현대인이 음식 에너지와 영양의 가치를 잊고 오로지 맛에 빠져 먹고 마시는 일이 늘어나면서 몸이 필요로 하는 자연 에너지를 충분히 섭취하지 못하고 있습니다.

다른 한편으로 식품 산업이 고도로 발달하면서 영양보다 말초신경을 자극하는 달고 고소한 감각이 우리를 지배하고 있습니다. 가령 조리가 간단하고 보기 좋은 음식을 선호하는 경향이 강해져 영양 결핍이 일어나고 있습니다. 그뿐 아니라 올바르지 않은 식습관이 낳은 여러 질병이 만성화하고 갈수록 비만 인구가 늘어나 '글로비시티'라는 만국병이 만연하고 있습니다.

어린 시절 시골의 아궁이에 구워 먹던 고구마 맛을 기억하는지요? 뜨거워서 호호 불어가며 껍질을 까먹던 그 고구마는 자연이 준 단맛을 그대로 간직하고 있었습니다. 오늘날 그것은 식품 산업이 정제해서 만든 고구마 케이크나 고구마 칩, 고구마 스틱 등 가공한 단맛으로 변해버렸습니다.

가공식품은 쉽고 편하게 살고 싶어 하는 현대인의 욕구에 맞춰 영양적 가치보다 혀가 요구하는 음식과 식품 쪽으로 흘러가고 있습니다. 정제한 가공식품 위주의 환경 속에서도 건강관리 원칙을 최대한 지키는 생활습관과 식습관만이 건강 백세 시대를 젊고 날씬하게 살아가는 비결이 아닐까 싶습니다. 우리는 음식으로 식이섬유를 충분히 섭취하는 한편 식전에 식이섬유보충제로 영양의 균형을 잡는 지혜가 필요한 시기를 살아가고 있습니다.

1) 식이섬유의 정의

식이섬유란 '식품 중 인간의 소화효소로 가수분해되지 않아 소화할 수 없는 성분'을 말합니다. 이러한 식이섬유는 섭취해도 인체 내에서 탄수화물, 단백질, 지방과 달리 에너지원이 되지 않으며 | 칼로리 0 | 소

화효소로 분해되지도 않습니다. 학문적으로 말하면 사람의 소화효소로는 소화되지 않는 난소화성 다당류를 말합니다. 즉, 소화되는 성분을 소화효소로 분해하고 남은 나머지 성분을 의미합니다.

이전까지만 해도 일종의 '찌꺼기'에 불과하던 식이섬유는 1971년 영국의 외과의사 데니스 버킷 | Denis Burkitt | 이 영양소로서의 기능을 밝혀내면서 지속적으로 연구가 이뤄졌습니다. 덕분에 식이섬유가 소화기질환 | 대장암, 변비, 게실, 충수염, 궤양 | 과 대사성질환 | 비만, 고혈압, 당뇨, 고지혈증, 담석, 동맥경화 | 에 효과가 있다는 것이 알려지면서 5대 영양소인 탄수화물, 지방, 단백질, 비타민, 미네랄에 이어 제6의 영양소로 자리 잡게 되었습니다.

2) 식이섬유의 분류

식이섬유는 물에 녹는 수용성과 물에 녹지 않는 불용성으로 나뉘며 대개는 혼합해서 들어 있습니다. 수분을 흡수하는 능력이 뛰어난 수용성 식이섬유는 스펀지처럼 물을 흡수해 점성화 | 겔화 | 하며 주로 상부 소화관 | 위, 소장 | 에서 작용합니다.

예를 들면 위를 팽창시켜 포만감을 주고 위에서부터 장까지 음식물이 통과하는 시간이 길어지도록 만들어 영양분이 서서히 흡수되게 속도를 조절합니다. 또한 흡착과 배출력이 뛰어나 소장에서 담즙산, 콜레스테롤, 중금속, 유해물질 등을 흡착해 배설하는 역할을 함으로써 우리 몸의 대사순환에 관여합니다. 수용성 식이섬유가 대사성질환과 관련이 있는 이유가 여기에 있습니다. 그뿐 아니라 장운동을 높여 변비 개선에도 도움을 줍니다.

불용성 식이섬유는 수분 흡수력이 낮아 적은 수분을 보유하지만 위와 소장을 지나 하부 소화관인 대장에서 부피가 커집니다. 따라서 장 내용물의 통과 시간을 줄이고 대변을 부드럽게 하며 대변량을 증가시킴으로써 장의 '청소부 역할'을 합니다.

식이섬유의 분류

불용성 식이섬유

식물성 - 셀룰로스, 헤미셀룰로스, 리그닌, 한천

동물성 - 키틴, 키토산

수용성 식이섬유

고분자성 - 펙틴, 구아검, 글루코만난, 알긴산

저분자성 - 난소화성 덱스트린, 폴리덱스트로스

3) 각 소화관에서의 식이섬유의 작용

식이섬유를 섭취할 경우 질긴 부분을 입으로 씹을 때 소화에 필요한 타액 분비가 촉진됩니다. 이에 따라 음식물 소화가 잘 이뤄지고 씹는 기능을 통해 턱 관절 기능도 향상됩니다. 기능 의학에서 몸의 균형을 잡아주는 관절 중 하나인 턱 관절이 식이섬유 섭취로 몸의 균형을 잡아주는 역할도 하는 셈입니다.

위로 넘어온 식이섬유는 겔화하면서 위의 내용물을 희석하고 십이지장으로의 이행을 느려지게 함으로써 위에 머무는 시간을 연장해 포만감을 느끼게 합니다. 또 식이섬유가 소장으로 넘어오면 영양소 등의 흡수 억제가 일어나고 당의 흡수도 느려지면서 인슐린 상승이 서서히 진행됩니다. 무엇보다 콜레스테롤 흡수력이 떨어지고 담즙산의 재흡수 저하도 일어납니다.

대장으로 넘어온 식이섬유는 장내세균의 먹이로 작용해 발효에 관여하며 수분을 포착해 대변량이 증가합니다. 이를 통해 장내 통과 시간을 단축하고 배변 횟수를 높여 장 청소부 역할을 수행합니다. 양이온 결합과 유산균이 만든 단쇄지방산 | SCFA, short chain fatty acid | 으로 대장 점막의 재생도 이뤄집니다.

각 소화관에서의 식이섬유의 작용

- 입 - 타액 분비 증가, 씹는 능력 강화
- 위 - 위 내용물 희석, 위 내용물의 십이지장 이행 지연, 위내 체류 시간 연장(포만감)
- 소장 - 장 내용물 희석, 영양소 소화 및 흡수 저하, 콜레스테롤 흡수 저하, 담즙산 재흡수 저하

🫃 대장 - 장 내용물 희석, 장내균총 변화, 수분 포착(대변량 증가, 대변 연화, 배변 횟수 증가), 장내 통과 시간 단축, 양이온 결합 - 단쇄지방산 생산

4) 식이섬유의 기능

식이섬유의 기능을 물리·화학적, 생물적, 생리적으로 살펴보면 다음과 같습니다.

(1) 물리·화학적 기능

🌿 수분 흡수와 부피 효과(보수성)

물과 합쳐지는 성질로 수용성 식이섬유가 불용성보다 높은 보수력을 보입니다. 수분 흡수가 이뤄지면 배변이 편안해지고 장관 내압이 정상화되어 게실증이나 충수염 예방에 효과적입니다. 또한 대변량이 증가해 발암물질을 포함한 유해물질이 희석돼 대장암 형성이 억제됩니다.

🌿 점도

진득하게 겔화하는 정도를 말하며 점도는 분자와 관련이 있습니다. 고분자 수용성 식이섬유인 펙틴, 검류, 알긴산에서 높게 나타납니다. 이 점도가 위에서 십이지장으로의 이동을 지연하고 위벽 보호 효과를 내 위궤양을 예방합니다. 소장에서는 당의 흡수 속도를 지연해 혈당 상승이 서서히 일어나게 하므로 인슐린 상승도 느려집니다.

결국 대사증후군의 예방 및 치료에 중요한 역할을 합니다.

🌿 이온 교환 작용

 식이섬유가 철분, 칼슘, 아연 같은 미네랄 흡수에 영향을 미쳐 흡수가 억제되는 문제점이 있습니다. 반면 해조류에 많은 알긴산은 오히려 미네랄 공급원의 역할을 합니다. 이온 교환 작용으로 세포 내로의 칼륨 흡수와 세포 외로의 나트륨 배출을 촉진해 혈압을 낮춰주는 것도 식이섬유의 기능입니다.

🌿 결합 작용

 음식을 통해 섭취하는 발암물질이나 조리 시에 발생하는 발암물질과 결합해 변으로 배출하는 작용을 말합니다. 또한 식이섬유는 간에서 형성되어 소장으로 배출되는 담즙산과 결합해 지질대사에 영향을 줍니다. 최근 부상하고 있는 카카오 섬유의 리그닌이 장의 산성 상태에서 뛰어난 결합 능력을 보이는 것으로 알려져 있습니다.

 ⑵ 생물적 기능
 식이섬유가 먼저 장내세균 중 유익균에 작용하고 그 유익균에서 생성되는 생산물이 사람에게 영향을 미치는 것을 식이섬유의 생물적 기능이라고 합니다.

🌿 장내세균의 변화

유해균과 유익균은 균 자체보다 그 균이 생산하는 물질이 인체에 유해한가, 이로운가로 구별합니다. 대장에 도달한 식이섬유는 흡수되지 않는 탄수화물 | 난소화성 다당류 | 이 대다수로 장내 유익균이 이것을 영양소로 삼아 번식합니다. 이때 장내세균이 균형을 이루면 장운동이 촉진되어 배변이 원활해지면서 변비가 개선됩니다. 더불어 유해균 억제로 유해균 생산물질, 특히 발암물질이 감소해 암 등을 예방할 수 있습니다.

🌿 영양 기능

우선 장내 유익균이 식이섬유를 통해 비타민을 합성할 경우 대장이 이것을 흡수합니다. 또한 장내 유익균을 통해 식이섬유의 발효가 일어나면 단쇄지방산이 생성됩니다.

식이섬유의 발효로 생성되는 단쇄지방산에는 세 가지가 있습니다. **첫째,** 초산-아세트산 | acetic acid | 으로 일부는 에너지원 | 4킬로칼로리/그램 | 으로, 또 일부는 당과 지방의 합성원으로 쓰입니다. **둘째,** 낙산-부티르산 | butyric acid | 으로 대장에서 에너지원으로 쓰이며 위와 소장의 상피세포 성장 및 대장점막 혈류 증가에 도움을 줍니다. 대장에서 최고의 에너지원은 낙산과 임파구 에너지원으로 면역력을 높이는 글루타민입니다. **셋째,** 프로피온산 | propionic acid | 은 간에서 콜레스테롤 합

성을 억제해 혈장 콜레스테롤 저하에 관여합니다.

🍃 가스 생산

가스는 수용성 식이섬유인 펙틴과 불용성인 자일란에서 많이 생성됩니다. 그 가스는 주로 메탄과 수소인데 메탄은 개인차가 있고 수소는 일부 메탄 생성에 쓰이지만 대부분 방귀보다 숨을 내쉴 때 배출됩니다.

🍃 PH 변화장내 산성화

유익균에서 만들어진 유산이나 단쇄지방산의 발효가 대장 내 환경을 산성 상태로 만들어 유해균을 억제하고 유익균을 증가시킵니다.

(3) 생리적 기능

🍃 저작 효과와 포만감

질긴 식이섬유를 잘게 부수기 위해 씹는 것이 턱 관절을 튼튼하게 해서 우리 몸 전체의 균형을 이루게 해주며, 타액 분비 촉진으로 포만감을 갖게 해 비만 예방 효과도 냅니다.

🍃 위내 체류 시간 연장

식후 혈당 상승이 서서히 일어나게 함으로써 인슐린 분비를 점진

적으로 상승시켜 급격한 고혈당-저혈당의 악순환의 고리를 끊어줍니다.

🌱 소장 내 영양소 흡수 억제

식이섬유는 영양소 중 탄수화물, 지방, 단백질, 지용성비타민, 미네랄의 흡수를 억제합니다. 탄수화물과 지방의 흡수 억제는 대사성질환 예방 효과가 있지만 단백질, 지용성비타민, 미네랄|칼슘|의 흡수 문제는 좀 더 고려해볼 필요가 있습니다. 식전 식이섬유보충제 섭취 후 어느 정도 시간 간격을 두고 단백질, 지용성비타민, 칼슘 등을 먹어야 영양의 균형을 맞출 수 있기 때문입니다.

🌱 담즙산 분비 촉진

식이섬유가 장관 내에서 담즙산과 결합하면 변으로 배설되는 양이 늘어나 담즙산의 재흡수를 통한 장-간의 순환 고리가 끊어집니다. 이 경우 간에서 새롭게 생성되는 담즙산의 양이 증가하고 이때 그 원료인 콜레스테롤을 소모함으로써 혈중 콜레스테롤이 떨어지는 효과를 볼 수 있습니다.

🌱 소장 점막세포의 재생 촉진

수용성 식이섬유는 2~3일 만에 교체되는 소장의 융모세포 재생에서 중요한 역할을 합니다.

❦ 소화관 내 통과 시간 단축

모든 식이섬유가 그런 것은 아니지만 대체로 소화관 내 통과 시간을 줄여 변비 개선 효과가 뛰어납니다.

(4) 식이섬유 부족과 질병의 관계

불용성 식이섬유 섭취가 부족할 경우 변이 장관 내에 머무는 시간이 늘어나면서 변비가 발생합니다. 또한 배변 시 힘을 주어 장관 내 압력이 높아지면 장관 점막이 찢어져 게실증 | 대장에 생긴 작은 자루 | 과 충수염이 생깁니다. 그뿐 아니라 변을 보기 위해 힘을 줄 경우 복압 상승으로 위로는 횡격막 탈장이 생기고 아래로는 항문 근처의 점막 내 정맥류의 일종인 치질이 발생합니다.

간에서 생성되어 소장으로 분비된 담즙산은 지방 흡수에 관여하는데, 이때 소장의 끝부분에서 재흡수가 일어나 간으로 되돌아오는 담즙산의 장-간 순환이 일어납니다. 만약 장내 유해균이 우세하면 장내에서 1차 담즙산 | cholic acid, chenodeoxycholic acid | 이 2차 담즙산 | deoxycholic acid | 이나 변형된 메틸코란트렌 | methylcholanthrene | , 사이클로펜타페난트렌 | cyclopentaphenanthrene | 등의 발암물질을 만들어 대장 내에 폴립이나 대장암이 발생하게 됩니다.

수용성 식이섬유 섭취가 부족할 경우 영양소의 많은 흡수ㅣ특히 당대사 이상ㅣ로 비만이 생기고 소장에서 당 흡수 과다로 탄수화물중독증이 발생합니다. 이때 인슐린저항성에 따른 당뇨병이 생기며, 담즙산의 재흡수 증가와 간에서 담즙산을 생성하기 위한 콜레스테롤 이용이 줄어들면서 혈중 콜레스테롤이 증가합니다. 이로 인해 여러 가지 허혈성 심장질환이나 동맥경화증이 발생합니다.

한편 식이섬유는 이온 교환 작용으로 나트륨의 배설을 촉진하고 칼륨과 칼슘 흡수로 혈압 상승을 막는 효과가 있습니다.

(5) 식이섬유의 활용

❦ 변비

변비란 변을 보기 힘든 상태를 말합니다. 배변 습관이 규칙적이지 않고 장운동이 약한 상태에서 유익균과 유해균의 균형이 깨져 유해균 우위 상태에 놓이면 독소가 분비됩니다. 이러한 독소가 대장 점막의 모세혈관으로 흡수되면 여러 부위에서 자가중독 증상이 나타납니다. 그 원인을 살펴보면 다음과 같습니다.

첫째, 현대인이 정제 및 가공한 음식, 인스턴트식품을 선호해 식이섬유 섭취가 부족합니다.

둘째, 바쁜 일상 때문에 변의를 참는 습관이 있고 운동 부족으로 장운동이 활발하지 않습니다.

셋째, 여러 가지 스트레스로 인해 자율신경 균형이 깨지면서 장운동 불균형이 나타납니다.

넷째, 밀가루 음식, 유제품, 흰 설탕이 듬뿍 들어간 당질 음식, 소고기, 돼지고기 등의 붉은 살코기, 알코올, 중독성 커피 같은 산성 음식은 변비의 큰 원인입니다. 우리 몸에 산성 음식이 들어오면 독소로 작용하기 때문에 신체가 방어적으로 대항해 점액 분비가 늘어납니다. 이렇게 증가한 점액이 끈적끈적한 변이나 딱딱한 변을 만듭니다. 여기에다 충분한 수분을 섭취하지 않아 변이 더 딱딱해지면 변비가 심해집니다.

대변은 3분의 2가 수분이고 나머지 3분의 1은 음식물 찌꺼기, 소화되지 않은 셀룰로스, 새로이 교체되면서 떨어져 나온 장 점막세포, 장내세균 등으로 구성되므로 만약 배변량이 줄었다면 이는 장이 보내는 적신호라고 할 수 있습니다.

대변 상태를 보면 장의 상태를 짐작할 수 있고, 장의 상태는 몸 상태와 현재의 면역 상태를 보여주는 척도입니다. 이상적인 변은 바나나 모양의 황금색이지만 담즙산이 많을 때는 갈색을 띠고 담즙산 분비가 적으면 백색 변을 봅니다. 굳기는 치약 정도가 좋으며 질척하거나 걸쭉한 |설사| 변, 딱딱한 변은 좋지 않습니다. 좋은 변은 냄새가 적으며 구린내가 심한 변은 좋지 않습니다. 그리고 처음에는 물에 떴다가 서서히 가라앉는 변이 좋은 변입니다.

숙변이란 변이 장에 오래 머문 상태의 변을 말하지만 아직 의학적으로 인정받지 못하는 용어입니다. 이것은 기능적 의미로 해석하는 것이 좋으며 변을 봐도 시원치 않거나 일주일에 사흘 이상 변을 못 보는 상태가 장기간 반복되면 만성변비 상태라고 봐야 합니다.

대변이 잘 나오게 해주는 '장을 위한 3대 먹거리'에는 충분한 식이섬유, 윤활제, 충분한 수분이 있습니다.

비만

비만이 현대인의 고민거리가 되면서 온갖 다이어트 제품이 등장하는 바람에 다이어트 시장이 폭발적으로 성장하고 있습니다. 그런데 아이러니하게도 비만 인구는 해마다 증가하는 실정입니다.

비만은 지방이 존재하는 부위에 따라 피부 바로 밑에 있는 피하지방형과 내장 주위에 쌓여 있는 내장지방형으로 나뉩니다. 피하지방형은 피부 바로 아래의 지방층에 지방이 많이 쌓이는 것으로 보통은 하체가 커져 서양배 모양으로 나타나면서 몸매를 망가뜨립니다. 이것은 20~30대 여성에게서 많이 볼 수 있으며 지방흡입술이 빠른 효과를 내는 유형입니다. 지방흡입술은 지방의 크기보다 숫자를 줄여주는 시술로 한 번의 시술로도 재발이 없는 체형을 갖게 해줍니다.

장 지방은 주로 소장, 대장 주위와 장간막 등에 축적되며 상체형 비만을 만들어 사과 모양의 몸매를 만듭니다. 남성형 비만이나 갱년기 이후 여성에게 많이 나타나며 여러 가지 대사성질환에 영향을 미칩니다.

과거에는 지방이 쌓이는 원인에 대해 이런저런 설이 많았습니다. 지금은 탄수화물 중독에 따른 고인슐린혈증으로 인해 지방세포에 지방이 가득 차 내장지방이 증가하는 것으로 알려져 있습니다. 그래서 혹자는 인슐린을 '비만호르몬'이라고 부릅니다.

결론적으로 말해 식이섬유는 혈당 상승을 억제하고 혈당을 서서히 올림으로써 그에 비례해 분비되는 인슐린의 농도를 낮게 유지해줍니다. 지방 분해를 막고 지방 축적 작용을 일으키는 인슐린의 작용을 이해해 잘 활용하면 날씬하고 요요 없는 체중관리가 훨씬 더 수월해집니다.

결국 식이섬유를 충분히 섭취해 음식 중의 당이 서서히 흡수되게 함으로써, 뒤따라오는 인슐린도 서서히 분비되게 하는 것이 지방 축적을 예방하는 최선의 방법입니다. 무조건 굶는 다이어트는 100퍼센트 요요가 발생해 실패로 끝납니다. 비만은 몸에 독소가 쌓여서 오는 질병이므로 먼저 충분한 영양 공급을 통한 해독 프로그램을 시행하고 이후 식이섬유와 영양 섭취를 생활화해야 합니다. 그러면 먹고 싶은 음식을 먹으면서도 날씬한 몸매를 유지할 수 있습니다.

대사증후군

과거에는 성인병이라 하여 비만, 고혈압, 당뇨, 고지혈증을 각각의 질병으로 보았습니다. 하지만 최근에는 이들 질병을 탄수화물 중독에 따른 고인슐린혈증에서 비롯된 대사증후군으로 부릅니다. 현대인의 잘못된 식습관과 생활습관 문제로 발생한다고 해서 '생활습관병'으로 부르기도 합니다.

수용성 식이섬유 섭취가 부족하면 영양소의 많은 흡수로 비만이 발생합니다. 만약 소장에서 당 흡수 과다로 탄수화물중독증이 생기면 인슐린저항성에 따른 당뇨병이 생깁니다. 또한 담즙산 재흡수 증가와 간에서 담즙산을 생성하기 위한 콜레스테롤 이용이 감소하면서 혈중 콜레스테롤 증가로 여러 가지 허혈성 심장질환이나 동맥경화증 등이 발생합니다.

식이섬유 섭취 시 콜레스테롤 상승이 억제되고 식이섬유의 이온교환 작용으로 나트륨 배설이 촉진되며 칼륨·칼슘의 흡수로 혈압 상승을 억제하는 효과가 있습니다.

탄수화물중독증은 여러 가지 스트레스로 인한 과식과 폭식으로 생깁니다. 여기에 인슐린의 과다 분비에 따른 인슐린 저항성이 생기면서 당뇨병, 지방 축적에 따른 비만 그리고 담즙산의 재흡수 증가에서 비롯된 고지혈증과 고혈압이 생기는 것입니다. 식이섬유를 섭취하는 것만으로도 이러한 악순환의 고리에서 벗어날 수 있으므로 지혜로운 건강관리 방법을 잘 활용해야 합니다.

🌱 장내세균 균형

우리 몸에서 '보이지 않는 장기'로 불리는 장내세균은 성인에게 100종류 이상 있는데, 이는 숫자로 100조 개가 넘으며 전체 무게가 1~2킬로그램에 달합니다.

장내세균은 우리 몸에 유익한 유익균과 그 유익균에 대항하는 유해균으로 나뉩니다. 이처럼 장내환경을 지배하는 두 균의 비율에 따라 우리 몸의 면역 상태나 건강 상태가 결정됩니다. 유익균과 유해균의 비율은 70~80 : 20~30으로 알려져 있으며 유익균은 병원균과 싸워 유독물질을 배설하고 면역세포인 NK세포나 T세포를 활성화합니다. 또한 완전히 소화되지 않은 음식물을 추가분해해 영양을 얻게 하고 비타민을 생산합니다. 그밖에 뇌 활성물질의 전구체를 뇌로 보내며 초산, 유산 등의 장 연동운동 촉진을 통해 변비를 예방하는 효과를 냅니다.

유익균은 발효균이고 유해균은 부패균으로 건강관리의 열쇠는 장 속을 부패가 아닌 발효 상태로 유지하는 데 있습니다. 특히 노화는 장내에서 시작되므로 면역 증가와 항노화를 위해서는 유산균제를 반드시 복용해야 합니다. 결국 유산균의 먹이가 되는 식이섬유를 충분히 섭취하는 것이 좋습니다.

🌱 클린(디톡스)

요즘의 영양 트렌드는 '해독'에 있습니다. 즉, 무엇을 어떻게 먹는가도 중요하지만 현대인이 많이 접하거나 섭취하는 독소를 제거하고 클린하는 디톡스야말로 건강의 기본입니다.

클린 프로그램은 그동안 내 몸에 쌓인 여러 독소를 청소하고 이후 새로운 식습관과 생활습관을 지킴으로써 더욱 젊고 건강해지는 프로그램입니다. 클린에서는 일차적으로 독소가 쌓인 부위의 독소를 혈액이나 임파계로 배출합니다. 이것은 간으로 보내지고 간에서 해독 작용을 합니다. 이렇게 처리한 독소는 장으로 보내져 변으로 배출되는 3단계를 거칩니다.

독소는 대부분 지방조직에 많이 쌓입니다. 그러므로 식사량을 줄여ㅣ1일 1식이나 1일 2식ㅣ내 몸의 해독 시스템을 작동시킴으로써 지방을 연소해 독소를 배출해야 합니다. 이때 충분한 항산화제를 섭취해 간의 해독 작용을 도와야 합니다. 그리고 이렇게 처리한 독소가 장에서 잘 배설되도록 충분한 식이섬유를 섭취해야 합니다.

클린에서 가장 중요한 단계는 독소 흡착과 원활한 배설은 물론 독소의 재흡수가 일어나지 않도록 하는 배설 단계입니다. 변비가 생기지 않아야 좋은 결과를 얻을 수 있기 때문입니다. 따라서 식이섬유를 중심으로 한 해독 프로그램이 가장 효과적입니다.

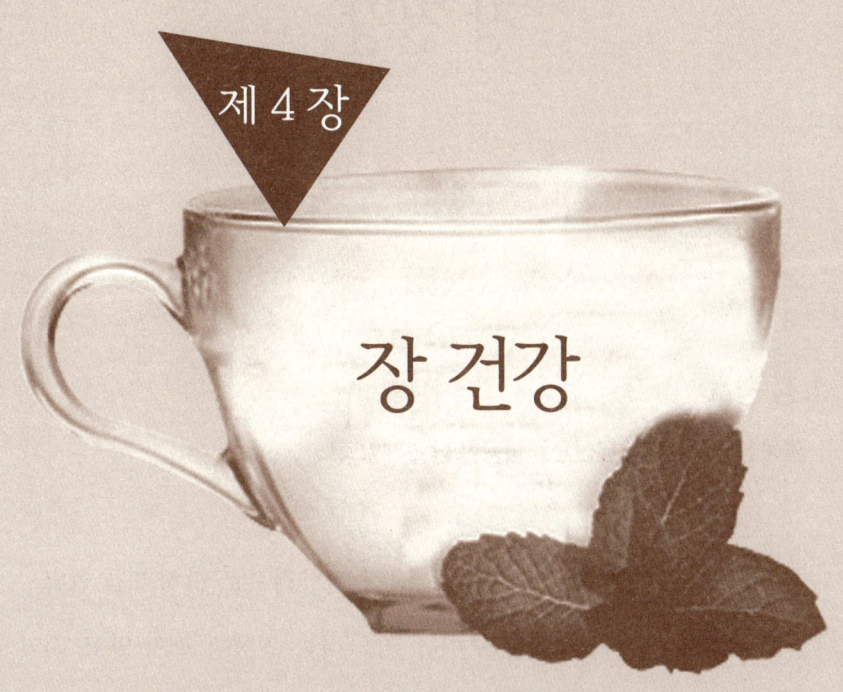

제 4 장

장 건강

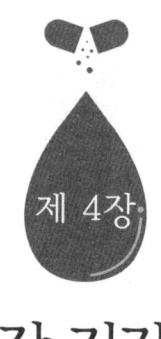

제 4장
장 건강

1. 장 청소
불용성 식이섬유와 유산균을 활용한 장 스케일링

 '장이 건강해야 장수한다'는 말은 점점 과학적으로 밝혀지고 있습니다. 어느 영화에서 그랬듯 우리는 '파도'라는 현상만 보지 말고 '바람'이라는 본질을 봐야 합니다. 마찬가지로 질병이라는 현상만 보지 말고 그 질병이 생긴 본질인 장을 봐야 합니다.
 장은 GUT라고 하는데 이것은 장내세균 | 유산균층 |, 장점막, 장벽 TJ 밴드 그리고 그 주위의 장신경계와 면역시스템으로 구성되어 있습니다. 장내환경이 나빠지면 먼저 손상된 장점막세포의 미세융모 길이

가 짧아지고 불규칙해면서 원래 길이보다 많이 짧아집니다. 또한 장벽 치밀 결합 |TJ밴드| 파괴로 세포 사이의 연결고리가 끊어집니다. 그러면 영양소보다 분자량이 커서 들어올 수 없던 독소가 그곳을 통해 몸속으로 술술 들어오는 장누수증후군 |새는 장증후군| 이 생깁니다. 이런 독소가 활성산소를 유발하고 염증 반응을 일으켜 체내 면역체계를 뒤흔듭니다.

알레르기나 아토피 등의 면역질환 혹은 자가면역질환 등이 생기는 이유가 여기에 있습니다. 또한 설사와 변비가 반복되는 과민성장증후군이 발생하고 장독소로 인해 장과 연결된 간에서 간염이나 간경변이 생깁니다. 이러한 독소를 해독하는 과정 중에 부신에서 코르티솔의 고갈로 만성피로가 생기며 독소가 갑상선을 파괴해 저체온증을 유발합니다. 그로 인해 신진대사가 떨어지면 면역력이 저하되어 비만과 피로가 축적됩니다. 그뿐 아니라 장에서 합성되는 세로토닌 부족으로 우울증이 생깁니다.

장누수증후군이 발생하면 다음과 같은 현상이 일어납니다.

첫째, 미세융모의 흡수 면적이 줄어들어 영양소 흡수가 줄어듭니다. 3대 영양소인 탄수화물, 지방, 단백질뿐 아니라 비타민·미네랄의 흡수가 줄어들어 대사에 문제가 생기고 철분 흡수도 감소해 빈혈 등이 생깁니다.

둘째, 내독소 반응이 생깁니다. 내독소란 장내 유해균의 조각으로 이것이 손상된 장점막을 통해 혈류로 들어오면 전형적인 몸살 증세를 보입니다.

셋째, 각종 알레르기 반응이 나타납니다. 잘 씹지 않거나 완전히 소화되지 않은 음식물이 소장으로 올 때 장이 정상이면 몸 안으로 들어오지 못하고 대변으로 나가지만, 장이 새면 몸으로 들어옵니다. 그러면 이 이물질을 인식한 면역세포들이 과민반응을 일으키면서 각종 알레르기를 유발합니다.

넷째, 여러 가지 자가면역질환을 유발합니다. 이물질이 너무 많이 들어오면 이들 항원과 이에 따른 항체가 결합하면서 '항원-항체 면역복합체'가 대폭 늘어나 면역계가 이것을 다 처리하지 못합니다. 이를 청소하지 않으면 몸 구석구석, 즉 관절, 인대, 피부, 간, 갑상선 등에 들러붙어 정상 조직에 염증을 일으킵니다. 이것이 자가면역질환의 원인입니다.

이러한 장누수증후군의 원인 중 가장 큰 것은 장내 유해균 증식입니다. 유해균과 곰팡이균은 직접 장점막세포를 망가뜨리며 단백질 분해효소를 만들어 장점막세포를 파괴하기도 합니다. 또한 소화효소 작용을 방해해 이들 효소로부터 자신을 보호하며 스스로 혈관 활성 아미노산을 만들어 장점막 혈관을 확장함으로써 망가뜨리기도 합니다.

유해균이 늘어나는 것은 식습관과 먹거리의 영향이 큽니다. 소화가 덜된 음식을 먹이로 삼는 유해균은 유익균의 먹이인 식이섬유를 싫어하고 소화효소나 담즙, 장운동이 활발한 것도 싫어합니다. 그래서 유해균은 잘 분해되지 않은 음식물이 소장으로 많이 내려오거나 소화효소가 적을 때, 고기를 많이 먹고 야채를 많이 먹지 않을 때, 단순당을 많이 먹을 때 활발히 활동합니다. 이러한 유해균과 곰팡이균을 잡는 최고의 천연항생제는 마늘로 하루에 3~4개씩 1~3개월간 먹으면 효과가 있습니다.

배변은 직장부터 전 대장까지 변이 완전히 차 있는 상태에서 직장을 통해 항문으로 밀어내는 원리가 적용됩니다. 만약 변이 오랫동안 정체되면 장내세균, 특히 유해균의 우세로 변비가 심해져 변에 있는 담즙산이 2차 변화를 일으키고 여러 가지 독소가 소장 끝에서 재흡수됩니다. 재흡수된 독소는 훨씬 독하기 때문에 신체의 다른 부위에 작용해 질병을 일으킵니다.

운동 부족에 따른 냉증도 교감신경을 활성화하는데 그에 따른 혈관수축으로 혈류 감소가 일어나면서 장운동이 억제됩니다.

배변 활동은 하지만 복부팽만감, 잔변감 등이 남아 장운동 능력이 저하된 상태의 장을 '장정체'라고 합니다. 장정체가 생기면 장에 찌꺼기가 차고 변이 부패하면서 유해균이 증식합니다. 이때 노폐물인 인돌·스카톨·아세톤체 등의 증가로 피부 트러블, 냉증, 비만, 체취, 변비, 복부팽만감 등이 생깁니다. 그래서 장을 깨끗이 청소해주는 장 청소 프로그램이 모든 치료의 기본입니다. 가장 효과적으로 몸 안을 청소하는 절차는 먼저 신장을 청소하고 그다음으로 대장과 간에 이어 다시 대장을 청소하는 것입니다. 장 청소는 해독 과정에서 매우 중요한 부분을 차지합니다.

충분한 불용성 식이섬유와 천연항균제, 장운동을 높여주는 천연성분 등을 이용한 장 청소가 건강관리의 기본입니다.

2. 장내세균
유익균과 유해균의 비율을 균형 있게 맞춰 장내환경을 내편으로 만들기

소장은 길이가 약 6미터이고 대장은 1.5미터 정도입니다. 장운동은 연동운동으로 밀어내는 작용과 분절운동으로 믹스하고 흡수하는 운동으로 나눌 수 있습니다. 특히 연동운동은 자율신경인 교감신경과 부교감신경의 영향을 받는데 부교감신경 우위 상태에서는 장운동이 활발해집니다.

대장을 지배하는 신경에는 두 가지가 있습니다. 하나는 자율신경이고 다른 하나는 장근신경총으로 의학적으로는 마이스너신경총, 아우어바흐신경총이라고 하며 위-대장 반사에 관여합니다. 그래서 장을 뇌의 지배를 받지 않는 '제2의 뇌'라고 부릅니다. 미국 컬럼비아

의대 해부학과장 마이클 거슨 교수는 1998년 "제2의 뇌"란 책을 펴낸 이후로 장은 제2의 뇌로 알려지게 되었고, 장속에는 1억개의 신경세포가 존재하는 것으로 알려져 있습니다.

과학적으로 유산균을 처음 발견한 사람은 프랑스의 미생물학자 루이 파스퇴르입니다. 유산균은 1857년 파스퇴르가 포도를 발효시켜 포도주를 만드는 과정에서 처음 발견했지만, 유산균을 전 세계적으로 널리 알린 사람은 유산균 과학의 아버지라 불리는 러시아 태생 | 우크라이나 | 의 생물학자 메치니코프입니다. 그는 1907년 〈생명연장〉이라는 논문을 통해 장속의 소화되지 않은 음식물과 잔존하는 숙변 물질이 인체에 독소로 작용해 수명을 단축시킨다는 자가중독증상 학설을 정립했습니다.

장내세균은 유해균과 유익균 | 프로바이오틱스 | 으로 나뉘는데 그 종류는 100여 종에 이르고 숫자는 100조 개 이상이며 무게는 1~2킬로그램입니다. 유익균의 범주에 들어가는 장내세균은 대단히 많지만, 락토바실러스와 비피더스란 두 종류의 유산균이 주종을 이루며 건강에 도움을 준다고 밝혀졌습니다. 우리 몸 면역력의 70퍼센트는 장에서 결정되며 장내세균의 장점막세포 활성화로 생깁니다. 그러므로 일단 면역력이 떨어지면 장내세균부터 살려야 합니다. 우리 몸 림프구의 70퍼센트는 장에 밀집되어 있고 주로 상피세포와 점막에 분포합니다. 림프조직인 파이어 판은 소장의 회장 부분 | 소장의 3/5 | 에 많이

분포되어 있어서 GALT | Gut Associated Lymphatic Tissue | 라고 하며 항체의 70퍼센트가 장에서 만들어집니다. 한마디로 면역은 뇌의 지배를 받지 않는 유일한 시스템입니다.

유익균과 유해균의 이상적인 비율은 80 : 20이며 혹자는 유익균 20퍼센트 : 유해균 10퍼센트 : 기회균 | 중간균 | 70퍼센트로 주장하기도 합니다. 결론적으로 유익균이 우세하면 발효가 일어나지만 유해균이 우세해지면 부패가 일어납니다. 정상균총이 있는 장속에서는 비타민, 호르몬, 효소 등이 제대로 생산되고 지질대사도 활발하게 이뤄지며 유산균 발효로 장내온도도 상승하는 까닭에 면역력이 활성화됩니다. 또한 유산균은 염증 완화 물질인 인터루킨-1을 분비하고 유해균이 분비하는 발암물질인 베타글루쿠로니다제를 억제하며, 인슐린저항성을 개선해 비만을 예방합니다.

현재 알려진 대표적인 유익균으로는 비피더스균, 락토바실러스균 등의 혐기성 유산균과 청국장의 주원료인 호기성 바실러스균이 있습니다. 유해균으로는 웰치균, 대장균, 클로스트리듐균 등이 있습니다. 그리고 기회를 봤다가 유익균 혹은 유해균을 돕는 중간균 | 기회균 | 으로 박테로이데스균이 있습니다.

우리가 즐겨 먹는 유산균으로는 요구르트 · 치즈 등의 동물성 유산균과 된장, 간장, 술, 발효식품 등에 있는 식물성 유산균이 있습니다. 이 중 식물성은 생명력이 강해 죽지 않고 살아서 장까지 잘 도달하

는 것으로 알려져 있습니다. 프로바이오틱스 | Probiotics, 유산균 | 와 더불어 신바이오틱스 | Synbiotics | 인 올리고당 | 대두, 우엉, 양파 | 은 열과 산에 특히 강해서 위산이나 소화효소에 분해되지 않고 장까지 무사히 도달합니다.

프로바이오틱스는 항생제 약물과 반대되는 개념으로 '친생제'라고 부르기도 합니다. 즉, 균들의 성격 중에서 '서로를 위하고 돕는 공생과 상생 능력'을 이용해 우리 몸의 건강을 도모하는 것입니다.

장내세균은 병원균을 배제하고 음식물 소화를 도우며 비타민을 합성하는 한편 면역력을 강화합니다. 또한 행복 물질인 도파민과 세로토닌 전구체를 뇌에 전달하며 세로토닌 합성에 필요한 비타민B3, 비타민B6, 비타민B9의 합성에도 관여합니다.

신경전달물질은 본래 장내세균 사이의 정보전달물질로 알려져 있습니다. 그래서 장내세균 부족 시 신경전달물질 결핍으로 짜증을 부리고 초조해하는 것입니다. 결국 우리는 장내세균 덕분에 행복감과 안정감을 느끼는 셈입니다.

우리 몸에서 세로토닌은 약 10밀리그램이며 이 중 90퍼센트인 9밀리그램이 소장 점막의 크롬친화성 세포 | EC세포 | 속에 존재합니다. 약 8퍼센트인 0.8밀리그램은 혈소판에 흡수되어 혈액 속에 있고 나머지 2퍼센트인 0.2밀리그램은 시상하부, 대뇌 기저핵, 연수 봉선핵 속에 존재합니다. 우울증 환자 중에 소화기관 기능이 떨어지고 변비를 호

소하는 사람이 많은 이유가 여기에 있습니다. 따라서 장의 행복이 곧 뇌의 행복이 되는 것입니다.

　가공식품 위주로 식사를 하는 현대인은 자신도 모르게 식품첨가물, 보존제│소르빈산│등을 섭취하거나 항생제를 남용합니다. 이에 따라 장내세균이 감소해 대변량이 줄어드는 현상, 즉 장이 보내는 적신호가 많이 나타납니다. 결론적으로 프로바이오틱스를 고를때는, **첫째** 꼭 필요한 균종이 들어가 있어야 합니다. 락토바실러스균은 영양흡수에 관여하는 소장에서 활동하고 비피더스균은 대장에서 주활동을 하기에 이 두가지 균종이 들어간 프로바이오틱스를 선택해야 합니다. **둘째** 유익균이 최대한 많이 들어 있어야 합니다. 최소50-100억 마리 이상이 유통기한 끝까지 보장되는 제제가 좋습니다. **세번째** 효능과 안전성이 임상시험을 거쳐서 입증된 균종이 좋습니다. 섭취시 위산과 담즙산을 이겨내고 장까지 도달하는 생존력이 중요하며 장까지 가서는 장점막에 자리를 잡고 들러붙는 부착력과 자리를 잡고서는 유해균을 확실하게 제압하는 억제력도 뛰어난 제품이 좋습니다. 네번째는 프리바이오틱스가 함께 들어간 제품이 좋습니다. 프리바이오틱스란 유익균의 먹이가 되는 식이섬유나 올리고당같은 성분을 말합니다.

3. 변비
가공 및 정제한 음식의 과다 섭취에 따른 장운동 정체와 대변량 감소 해결하기

변비의 종류는 매우 다양하지만 크게 세 가지로 나눌 수 있습니다.

첫째, 일과성 변비입니다. 이것은 살을 빼기 위한 식사량 감소, 커피 및 청량음료 섭취에 따른 수분 섭취 부족, 여러 가지 스트레스로 인한 교감신경 활성화로 장운동이 불균형을 이룰 때 발생합니다.

둘째, 기능적 변비 | 상습적 변비 | 입니다. 이것은 장운동 변화가 계속되면서 자율신경이 불균형 상태에 놓일 때 발생합니다. 여기에는 장운동이 약해서 생기는 이완성 변비와 장운동이 너무 강해서 오는 경련성 변비, 변을 참다 보니 변의를 느끼지 못해서 오는 직장형 변비가 있습니다.

셋째, 기질적 변비입니다. 이것은 장폐색으로 인한 기질적 질환으로 생깁니다.

변비의 세 가지 종류

- 일과성 변비 : 적은 식사량, 수분 섭취 부족, 스트레스
- 기능적 변비(상습적 변비)
  - 이완성 변비(결장성 변비): 약한 장운동
  - 경련성 변비: 강한 장운동, 스트레스

- 직장형 변비: 변의를 느끼지 못함

▣ 기질적 변비(증후성 변비) : 질병 - 장폐색, 장염

　* 장 청소(장 스케일링) - 찌꺼기, 통증, 자가중독증 해결

　* 변비 = 유해균 우세 = 면역력 저하

주로 정제 및 가공한 음식을 먹거나 외식을 자주하는 현대 생활에서는 변비가 생길 수밖에 없습니다. 그렇다고 갈수록 늘어나는 만성질환과 생활습관병의 근본 원인이 변비에 있다고 말하는 것은 다소 지나친 표현이지만 이것은 한 번쯤 고려해볼 만한 문제입니다.

모든 건강의 기초는 변비 해결입니다. 숙변의 유무가 중요한 게 아니라 만성변비로 인해 장내 독소가 증가하거나 장내 세균 불균형으로 여러 가지 균형이 무너지면 결과적으로 노화와 질병이 발생하므로 변비를 가볍게 생각하지 않아야 합니다.

특히 자기 나름대로 장을 씻어내고 비우는 장 스케일링으로 장내 찌꺼기를 제거하고, 장내 유익균과 유해균의 균형을 맞춤으로써 음식과 영양소에 따른 자가중독증을 해결하는 지혜가 필요합니다.

변비는 유해균이 우세한 상태를 말합니다. 이는 몸의 균형이 무너져 내 면역력이 떨어져 있고 신진대사가 원활치 않다는 것을 알려주는 몸의 신호입니다. 변비를 예방할 목적으로 불용성 식이섬유를 섭취할 때는 물을 충분히 마셔야 변이 딱딱해지지 않습니다. 평소에 충

분한 식이섬유 |불용성 : 수용성 = 2 : 1|, 수분, 유산균 섭취를 기본으로 하고 경우에 따라서는 |이완성 변비| 장운동을 강화하는 식품 등을 섭취해 규칙적인 배변 활동을 돕는 것이 건강관리의 기본입니다.

제 5 장

클린
(디톡스, 해독)

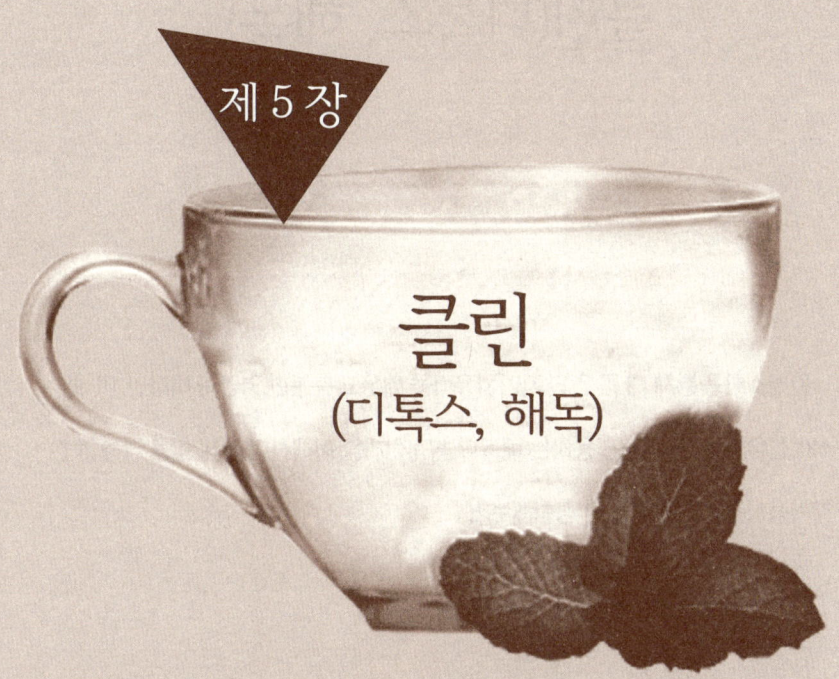

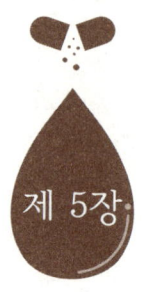

제 5장

클린(디톡스, 해독)

완전소화를 통해 내 몸 안의 자가치유력을 깨우고 충분한 영양과 비타민, 미네랄, 식이섬유, 유산균 등을 활용하는 해독요법의 원리를 이해하며 실제 활용 가능한 건강기능식품을 이용해 클린 경험해보기

1) 해독 시스템 = 자연치유력

사람은 누구나 보물 상자 | 해독 시스템 | 를 갖고 태어납니다. 우리 몸의 보물 상자, 즉 해독 시스템이 제대로 돌아가기만 하면 인체는 스스로 정화 작용을 할 수 있습니다. 자연치유력에는 상처를 아물게 하고 골절된 뼈와 뼈를 이으며 손상된 피부 회복과 출혈을 멎게 하는 자기재생기능이 있습니다. 또한 신체 외부에서 침입해오는 바이러스

나 세균, 신체 내에서 생기는 암세포를 물리치는 면역계통의 자기방위기능도 있습니다.

이러한 자연치유력은 잠자는 거인처럼 우리 몸에 숨어 있어서 최대한 깨워야 합니다. 자연치유력을 최대한 발휘하게 하려면 영양이 충분한 혈액을 전신 구석구석까지 공급해야 합니다. 혈액의 중요한 기능은 영양과 효소를 신체 구석구석까지 운반하는 일, 침입한 세균과 바이러스 혹은 암세포를 물리치는 일 그리고 상처를 수리 및 복구하는 일입니다.

그렇다면 우리의 현실은 어떨까요? 안타깝게도 우리는 너무 많이 먹고 또 자주 먹습니다. 우리는 배가 고파도 먹고 화가 나도 먹고 심심해도 먹습니다. 그러다 보니 해독 시스템이 과부하에 걸려 많은 현대인이 여러 가지 질병과 증상에 시달리고 있습니다. 만성질환자 중 90퍼센트 이상이 잘못된 생활습관으로 인해 몸에 독소가 쌓여 있습니다.

현대인이 겪는 대표적인 증상으로는 두통, 변비, 설사, 알레르기, 과체중, 우울증, 불안, 통증 등이 있습니다. 더구나 이러한 질환이 거의 만성적인 수준입니다. 여기에다 피부 알레르기, 아토피, 천식, 만성염증, 암, 심혈관질환, 당뇨, 자가면역장애 등으로 시달리는 사람도 굉장히 많습니다. 이것은 한마디로 우리 몸의 해독 시스템에 장애가 왔다는 신호입니다.

지나친 섭취와 정화 작용 부진으로 우리 몸에 독이 쌓이면 장을 시작으로 몸의 모든 기관이 하나씩 손상되고 맙니다. 다시 말해 해독이 이뤄지지 않을 경우 여러 장기에 이상이 발생합니다. 우리가 인체 내에 독을 만들지 않으려면 어떻게 해야 할까요? 단적으로 말해 소화기계가 쉬도록 해줘야 합니다. 이것이 우리의 생명을 건강하게 유지하는 지름길입니다. 나아가 소화기계를 쉬게 하는 해독요법이야말로 우리 몸이 스스로 재생하고 젊어지는 능력을 회복하게 해주는 최선의 예방의학입니다.

콜레스테롤 같은 지용성 노폐물은 간을 통해 대변으로 배출되고 요산, 요소, 인산칼슘, 수산화칼슘 같은 수용성 노폐물은 신장을 통해 소변으로 배출되어야 합니다. 간과 신장은 혈액을 깨끗하게 만드는 정수기 필터의 역할을 하는 것입니다. 또한 대변, 소변으로 충분히 빠져나가지 않은 독소는 피부를 통해 배출됩니다. 그래서 피부에 생기는 잡티나 피부병은 대변, 소변 문제를 해결하면서 치료해야 효과를 볼 수 있습니다.

독소는 체온이 36.5도 이상일 때 배출되며 손발이 차갑고 냉한 사람은 독소가 제대로 배출되지 않습니다. 그러므로 숙변을 제거해 장의 정상 기능을 돕고 따뜻한 물을 많이 마셔서 소변의 독소 배출을 도와야 합니다. 더불어 복식호흡을 통해 숨을 깊이 들이마시고 내쉬어 폐의 독소를 배출해야 합니다. 운동이나 사우나를 통해 땀을 많이 흘림으로써 피부의 독소를 정화하고 피부를 부드럽게 마사지해 림프를 자극하는 것도 독소 배출을 효과적으로 도와줍니다.

운동으로 독소 배출 효과를 극대화하고 충분한 휴식과 수면을 취해 보이지 않는 독인 스트레스를 비우며, 배고픔과 공존하는 법을 익히는 습관이 해독의 기본원칙입니다.

2) 독소 범벅이 된 우리 몸과 지구

바람이 지구의 호흡이라면 인터넷은 신경계, 병원은 림프절, 강은 동맥, 숲은 폐, 산맥은 갈비뼈 그리고 수십억에 달하는 인간은 세포에 해당합니다. 그만큼 지구는 살아 있는 유기체입니다. 그런데 거기에 세포처럼 존재하는 인간이 제멋대로 지구에 쓰레기를 양산하면서 오늘날 지구는 엄청난 독소에 시달리고 있습니다.

이런 일은 인체 내에서도 일어나고 있습니다. 우리가 체내에 음식물을 마구 쏟아 넣으면서 인체가 날마다 독소와의 전쟁을 치르고 있는 것입니다. 외형적으로는 분명 100세 시대지만 그 내면을 살펴보면 많은 사람이 시름시름 앓고 있습니다. 지금이 100세 시대라는 것은 맞는 말입니다. 현대의학의 눈부신 발전과 더불어 우리는 100세 시대를 맞이했습니다.

그런데 왜 의학이 발달할수록 아픈 사람이 그토록 많이 늘어나는 것일까요? 만성질환으로 고통받는 이들은 또 왜 그토록 많은 것일까요? 이것은 그야말로 실소를 머금게 하는 아이러니입니다.

이제 우리는 그 이유를 제대로 살펴봐야 합니다. 신문을 보면 날마다 새로운 의학 기술이 등장할 정도로 의학 수준은 날로 성장하고 있는데, 병원은 왜 그처럼 많은 사람으로 붐비는 것일까요? 한마디로 말하자면 독소 탓입니다. 우리가 독소와의 전쟁에서 진 것입니다.

전쟁을 치르려면 공격과 수비의 조화가 필요한데 우리는 지금 곤란하게도 너무 공격 편중의 발전에만 신경을 쓰고 있습니다. 이제라도 우리는 이 점을 깊이 생각해봐야 합니다. 내 몸의 수비력인 자가면역을 최대한 활용하고 발전시키는 것이 가장 효율적인 승리의 비결이기 때문입니다. 또한 이것이 현대의학의 뒤안길에서 고통받는 이들을 최소로 줄이는 가장 좋은 방편입니다.

지난 수십 년간 '독소'에 대해 아무도 알려주지 않았고 또 아무도 알려고 하지 않았습니다. 그러는 사이에 우리 몸은 수많은 독소에 점령당하고 말았습니다. 세포 하나하나가 독소에 시달리고 있다는 얘기입니다. 왜 우리 몸의 세포는 독소에 시달리느라 지쳐가고 있는 것일까요? 우리의 식습관 때문입니다. 과음·과식음·폭식을 비롯해 가공식품, 첨가물이 잔뜩 들어간 식품, 조미료로 간한 음식 등 생명에너지는 없고 오직 입맛만 사로잡는 음식물로 인해 우리의 세포는 지쳐버린 것입니다.

독소는 내독소와 외독소로 나눌 수 있습니다. 내독소란 세포 대사

후에 생기는 활성산소, 정상적인 세포 활동 후에 생기는 노폐물인 요산음·젖산음·암모니아음·호모시스테인 그리고 세균에서 생기는 독소 등을 말합니다. 외독소에는 농약음·식품첨가물음·공해로 인한 오염물질, 주방세제음·청결제 등에서 발생하는 수은, 프탈레이트, 벤젠, 트리할로메탄, 트렌스지방산 등이 있습니다. 또한 독소는 지용성과 수용성으로 나뉘는데, 독성으로 작용하는 화학물질은 일반적으로 지용성입니다. 이는 세포막이 인지질로 구성되어 있어서 지용성 물질이 세포막에 쌓여 세포의 신호전달체계를 교란시키기 때문입니다. 만일 찬물을 많이 마시면 몸이 차가워져서 지용성 노폐물이 더욱더 굳어집니다.

이런 독소를 먹거나 접할 일이 없으니 걱정하지 않아도 된다고요? 안됐지만 한 끼만 외식을 해도 이 중 몇 가지는 인체 내로 들어옵니다. 여기에다 밖에 외출이라도 할라치면 공해에 찌든 환경 속에서 온갖 독소를 들이마시고 맙니다. 물론 집 안이라고 해서 특별히 청정한 것도 아닙니다. 한마디로 현대인은 피할 수 없는 독소에 실시간으로 노출되어 있습니다. 어쨌든 건강관리의 책임은 결국 자신에게 있으므로 스스로 몸을 지키기 위해 노력해야 합니다.

3) 독소와 우리 몸의 반응

일단 우리 몸에 독소가 들어오면 인체는 본능적으로 끈적끈적한 점액을 만들어 독소를 에워쌉니다. 이는 세포를 보호하려는 방어 작용입니다. 그런데 독소가 너무 많이 들어오는 바람에 덩달아 점액이 늘어나면 몸이 붓고 맙니다.

혹시 야식을 즐기는 편인가요? 자기 전에 야식을 즐기는 사람이라면 누구나 아침에 눈이 붓고 몸이 전체적으로 개운하지 않은 경험을 해봤을 것입니다. 여기에는 몇 가지 이유가 있습니다. 우선 야식에는 여러 가지 화학첨가물이 들어갑니다. 심지어 화학첨가물로 범벅이 된 식품도 많습니다. 또한 야식에는 밀가루 제품이나 튀김처럼 간단하게 허기를 달랠 수 있는 식품이 많습니다. 한밤중에 된장국, 나물 반찬과 함께 밥을 먹는 사람이 얼마나 되겠습니까? 현대인이 좋아하는 밀가루 제품 | 빵, 라면, 우동, 칼국수 등 | 과 유제품, 백설탕, 붉은 고기 | 소고기, 돼지고기 | 는 대체로 점액 생성을 촉진하는 대표적인 산성식품입니다. 아쉽게도 우리가 먹는 야식은 거의 다 이 안에 포함돼 있습니다.

우리가 이러한 음식을 많이 섭취하면 에너지는 점액을 생성하는 데 대거 투입됩니다. 이 경우 독소의 배출 단계 | 세포 → 혈액 → 장 → 대변 | 에 쓰일 에너지가 부족해져 결국 해독 작용이 약해집니다.

독소가 체내에 유입되는 것을 줄이려면 가급적 소식을 하고 충분한 영양제를 섭취해 해독 작용을 도와야 합니다. 또한 운동으로 체내에 남아도는 영양소를 태우는 것도 건강관리를 위해 중요한 일입니다.

4) 해독과 영양 해독요법

해독은 곧 건강 스위치를 켜는 것이나 마찬가지입니다. 건강 스위치를 켜면 두 가지 효과를 얻을 수 있습니다.

첫째, 우리 몸의 독소가 몸 밖으로 빠져나가고 더불어 정신적 독소인 스트레스가 해독됩니다. 덕분에 몸이 정상적으로 기능하며 스스로 치유하는 정화 작용이 잘 이뤄집니다.

둘째, 식습관과 생활습관이 바뀌면서 습관 교정이 일어납니다. 이때 정신적 독소가 빠져나가면서 부정적이고 소극적이던 사람이 적극적이고 긍정적인 마인드로 재무장하게 됩니다.

결국 해독은 식습관과 생활습관 교정으로 건강과 에너지를 회복하고 최상의 외모, 상쾌한 기분을 느낄 수 있는 프로그램입니다.

그렇다면 영양해독요법이란 무엇을 말하는 것일까요? 이것은 필요한 영양은 공급하되 쓸데없는 독소는 배출하는 프로그램을 말합니다. 한마디로 인체 내의 나쁜 요소를 깨끗이 청소하는 것입니다.

해독에 대한 사람들의 관심이 높아지면서 이미 여러 가지 해독요법이 사람들의 주목을 받고 있습니다. 예를 들면 물 단식, 주스 단식, 혼합 단식, 효소 단식, 제거식이요법, 영양 단식 등이 있습니다. 우리에게 중요한 것은 그 종류가 아니라 가장 실용적인 요법입니다. 과연

어느 것이 가장 실용적일까요? 나는 개인적으로 해독의 기본 원리인 독소의 배출 단계, 중화 단계, 배설 단계를 충족시키는 영양해독요법을 권하고 싶습니다.

5) 해독의 3단계

음식이 우리 몸에서 완전히 소화되는 데는 일반적으로 마지막 식사 후 8시간 | 6~10시간 | 정도가 걸린다고 합니다. 물론 과식하거나 고형식, 조리된 음식을 섭취하면 소화하는 데 들어가는 시간이 늘어납니다. 반면 마그네슘이 풍부한 음식이나 올리브유, 효소식품 등을 섭취할 경우에는 소화하는 데 드는 시간이 줄어듭니다.

해독이 이뤄지려면 다음의 3단계가 순조롭게 진행되어야 합니다.

첫째, 배출 단계입니다.

이것은 독소가 조직에서 순환계로 흘러나오도록 해주는 과정으로 많은 대사에 관여하는 비타민과 미네랄이 효소 작용을 도와서 이뤄집니다.

둘째, 중화 단계입니다.

이는 간에서의 해독 작용 | 해독의 75퍼센트를 담당 | 을 말하며 먼저 시토크롬 p450으로 지용성 독소를 수용성화함으로써 해독 작용이 이뤄집니다. 이때 필요한 것이 충분한 항산화제와 비타민, 미네랄, 아미노산 등의 영양소입니다. 만약 완전히 중화하지 못해 일부만 해독되면

변형 독소가 인체 내를 돌아다니며 조직과 세포 손상을 유발합니다. 무조건 굶는 단식이 건강에 해로운 이유가 여기에 있습니다. 영양소 부족으로 독소 배출 작용만 있고 간의 해독 작용이 제대로 이뤄지지 않기 때문입니다. 대체의학전문가 안드레아스 모리츠에 따르면 간과 담낭을 청소하면 아그니 |인체 내에서 소화와 신진대사를 담당하는 생물학적 불|, 즉 생명의 불을 회복할 수 있다고 합니다.

셋째, 배설 단계입니다.

해독된 독소들이 지용성 노폐물은 대변으로, 수용성은 소변으로 충분히 빠져나가지 않으면 몸에 재흡수되어 더 독한 독으로 작용할 수 있습니다. 그러므로 절대 변비가 생기지 않도록 수분, 식이섬유 |수용성, 불용성|, 유산균, 장운동 활성제, 소화효소 등을 충분히 섭취해야 합니다. 또한 수용성 독소들이 신장을 통해 잘 배출되도록 따뜻한 물을 충분히 섭취해야 합니다.

6) 해독 모드 강화하기

몸의 에너지는 우리 몸 세포 |60~100조| 속 미토콘드리아라는 에너지 공장에서 음식물과 산소로 만들어지는데, 그 에너지는 개인의 근육 |허벅지, 척추, 엉덩이 근육 등|에 있는 미토콘드리아의 수에 따라 차이가 납니다.

젊고 건강한 사람은 에너지가 넘치지만 나이가 들면 근육이 줄어

들면서 미토콘드리아의 수가 줄어들고 그 질도 떨어져 에너지 대사가 감소합니다. |기초대사량 감소| 만약 이때 섭취한 음식이 완전 대사가 이뤄지지 않아 체내에 쌓이면 비만과 질병이 발생합니다.

인체에서 가장 큰 부분을 차지하는 장기가 바로 소화기계입니다. 우리 몸의 에너지는 대부분 섭취한 음식을 소화하는 데 쓰입니다. 문제는 해독 시스템이 완전 소화 이후에야 작동한다는 데 있습니다. 더 큰 문제는 음식물은 보통 마지막 섭취|저녁식사| 후 8시간 정도가 지나야 완전 소화가 이뤄진다는 사실입니다. 그런 뒤에야 우리의 보물 상자인 해독 시스템이 열리면서 작동|대개 4시간 정도| 하기 시작합니다.

결국 아침 먹고 4시간, 점심 먹고 4시간, 저녁 먹고 12시간의 공복을 지키는 법칙|4-4-12 공복의 법칙| 이야말로 해독 시스템을 위한 최선의 식사법입니다. 예를 들어 저녁식사를 7시쯤에 하고 다음 날 아침식사를 7시쯤에 할 때까지 공복 상태를 유지하는 것|물은 마셔도 된다| 이 보물 상자를 여는 방법입니다.

젊고 날씬하고 건강하게 살고 싶은가요? 그러면 해독 시스템이 충분히 작동하게 해줘야 합니다. 다시 말해 소식을 하거나 생식, 효소를 충분히 섭취해 완전 소화에 소요되는 시간을 줄여주어야 합니다.

7) 우리 몸의 뿌리, 장 건강

미국 최고의 디톡스 전문가이자 뉴욕의 심장전문의인 알레한드로 융거 박사는 장|소장, 대장|이 우리 몸의 뿌리라고 말합니다. 장을 튼튼하게 만드는 것이 건강의 첫걸음이라는 얘기입니다. 알고 있다시피 뿌리는 생명체의 근본 토대이며 뿌리가 튼튼해야 줄기, 잎사귀, 열매가 건강합니다. 결국 증상|현상|이 나타나는 부위와 함께 뿌리인 장의 상태|본질|를 살펴보는 지혜로운 건강법이 필요합니다.

장은 인체 내에서 매우 중요한 역할을 담당합니다. 우선 장 주위의 면역체계는 우리 몸 면역계의 70~80퍼센트를 차지합니다. 전체 면역세포|약 50억 개| 중 70퍼센트 정도가 장에 있으며 전체 임파구의 70퍼센트, 우리 몸에서 만드는 항체의 70퍼센트가 장에서 만들어집니다. 또한 장에는 뇌를 제외하고 나머지 신경세포의 절반에 해당하는 1억 개의 신경세포가 존재합니다. 그래서 장을 '제2의 뇌'라고 부릅니다. 신경전달물질 중 하나로 심신의 안정과 행복감을 느끼게 만들어주는 세로토닌호르몬도 장 주위 신경세포에서 80~90퍼센트나 생성됩니다. 여기에다 장은 단순한 소화기관이 아니라 두 번째 두뇌로 활약합니다. 즉, 자율적인 정보 파악 및 흡수, 신호 감지, 경계 순찰 등을 통해 외부로부터 우리 몸을 지키는 기능을 합니다.

이러한 장을 지켜주는 파수꾼이 바로 유산균입니다. 장내균을 잘 관리해 유익균은 늘리고 유해균은 억제함으로써 그 균형을 조절하는 사람은 젊고 건강하게 살 수 있습니다.

8) 해독요법 실행

해독요법을 시작할 때 처음에는 약간 두려움이 앞섭니다. 뭐든 새로운 것을 시작할 때면 막연한 두려움이 생기게 마련입니다. 혹시 배가 고파서 쓰러지는 건 아닐까? 건강을 찾으려다 오히려 건강을 잃는 것은 아닐까? 호전반응이 심하게 나타나지는 않을까?

물론 처음에는 힘들 수도 있습니다. 무엇이든 변화를 일으키려 하면 그에 따른 반작용이 따라붙으니까요. 이를 극복하기 위해 내가 권하고 싶은 것은 몸과 마음의 변화 과정에 대해 일기를 쓰거나 사진을 찍어 관찰하는 일입니다. 음식에 대한 자신의 태도, 새로운 식습관, 배고픔에 따른 몸의 반응 등을 기록하고 자기 삶을 되돌아보는 동시에 밝은 미래도 그려보면서 즐거운 마음으로 해독요법을 실행하라는 얘기입니다.

해독요법은 3주간 실행하지만 배고픔은 3~5일 만에 고비를 맞습니다. 물론 그 이후에는 되살아나는 자신의 몸과 에너지를 느낄 수 있습니다.

원칙은 하루 두 끼 | 아침과 저녁 | 는 유동식을 하고, 한 끼 | 점심 | 는 고형식을 하는 것입니다. 필요할 때는 간식을 섭취하되 유기농 과일을 선택합니다. 여기에다 충분한 수분 | 물 2~3리터 | 을 섭취해야 합니다.

영양해독요법은 절대로 무조건 굶는 것이 아닙니다. '영양'해독이라는 말에서 알 수 있듯 섬유질, 유산균, 항균제, 항산화제, 간 기능 개선제, 파이토케미컬 등을 충분히 섭취해 해독의 3단계 | 배출, 중화, 배설 | 가 원활히 이루어지도록 해줍니다.

그러면 본격적으로 3주간의 실행 단계를 살펴봅시다.

첫째 주는 몸속의 독소가 배출되는 시기로 먹고 마시는 습관을 바꾸고 음식에 대한 생각을 재정립합니다. 이때 우리 몸의 해독 시스템이 원활히 작동하기 시작하면서 몸속에 변화가 일어납니다. 즉, 그동안 별다른 일 없이 호의호식하던 몸속의 임파구와 매크로파지 | 대식세포, 면역 담당 세포 | 가 갑작스런 굶주림에 놀라 활동을 개시하는 것입니다.

이 시기에는 체온이 서서히 상승하면서 새살갈이에 따른 호전반응이 생길 수도 있습니다. 또한 임파구와 매크로파지가 활발하게 활동함에 따라 지치고 찌든 세포나 매일 생겨나는 좁쌀 크기 암세포의 스크리닝이 잘 이뤄집니다.

둘째 주부터는 일그러진 몸의 균형이 리세팅되기 시작합니다. 이 시기에는 피부, 체중, 알레르기, 장 문제 등이 서서히 좋아지면서 신체 계통이 최적화됩니다.

셋째 주부터는 활력이 생기기 시작하고 몸의 균형이 잡힙니다. 정신적으로도 안정을 이루는 최고의 시기입니다. 이때 피부가 깨끗해지고 살이 빠지며 눈자위가 맑아집니다. 또한 잠을 잘 자고 활기찬 하루를 보냅니다. 정신적으로도 긍정적인 변화와 새로운 비전을 느끼는 시기입니다.

세상에 완전한 건강을 자신하는 사람이 있을까요? 물론 자신이 건강하다고 허세를 부리는 사람도 있지만 건강은 누구나 장담할 수 없는 문제입니다. 따라서 영양해독요법으로 평소에 건강관리를 하는 것이 좋습니다. 그렇다고 너무 자주하면 권태로우므로 일 년에 두 번 정도를 권합니다. 일 년에 두 번씩 영양해독요법을 실천해 몸속 세포에 쌓인 독소를 빼내고 찌든 세포를 교체하는 것입니다

영양해독을 생활화하면 우리 주위에 만연한 여러 가지 독소로부터 내 몸을 지킬 수 있습니다. 이것이 건강을 관리하는 최선의 방법입니다. 특히 몸이 붓거나 둔한 느낌이 들 때는 하루나 이틀 정도 영양해독을 하는 습관을 들이는 것이 지혜로운 건강관리 요령입니다. 더불어 몸의 뿌리인 장을 잘 관리하고 장내에서 충분한 유산균이 활동하게 하면 몸은 늘 젊음과 건강을 유지할 것입니다. 결국 건강관리 그 자체가 몸을 젊게 만드는 항노화입니다.

9) 호전반응(명현반응)

현대인은 저체온인 경우가 많습니다. 우리 몸의 심부체온 | 뇌를 포함한 오장육부의 온도 | 과 건강은 밀접한 관계가 있는데, 체온이 1도 떨어

지면 신진대사가 15퍼센트 감소하고 면역력이 30퍼센트 떨어집니다. 반대로 체온이 1도만 올라도 면역력이 5배 이상 활성화되고 혈액이 깨끗해져 건강한 몸이 됩니다.

영양해독요법을 실행하면 심부체온이 오르면서 몸속 방어 인자인 매크로파지와 임파구의 활동이 활발해지기 시작합니다. 이들 방어 인자는 몸의 구석구석까지 스크리닝해서 병들고 냉한 세포를 찾아내 제거합니다. 곧이어 새로운 세포를 재생하는 과정이 시작됩니다. 이를 호전반응 다시 말해 '새살갈이 현상'이라고 하는데, 이것은 꺼져 있던 몸속 건강 스위치 | 자가치유력 | 가 켜지면서 정상화되는 과정을 말합니다.

'호전반응'은 현대의학에서는 인정하지 않는 용어입니다. 질병에서 치료될 때 우리 몸은 반드시 그 질병이 진행된 과정을 거꾸로 거슬러 올라간다고 합니다. 다시 말해 인체가 질병 단계에서 건강 단계로 넘어갈 때는 발병해서 악화된 과정을 거꾸로 재현하는 되돌림의 과정을 겪는 것입니다. 이것을 동종요법 의사 헤링은 '치유의 법칙'이라고 불렀습니다. 심한 불편함이나 통증으로 치료에 의구심이 들기도 하고, 심지어 의사에 대한 믿음이 흔들려 치료를 중단하기도 한다고 해서 '치유의 위기'라고 설명하기도 했습니다.

사람마다 호소하는 증상에는 차이가 있으며 대체로 감기·몸살, 두통, 변비, 피부발진, 콧물, 기침, 저림, 어지럼증, 졸림, 불면, 발열 등의 증상이 나타납니다. 호전반응은 숨어 있던 자가치유력이 되살아나는 과정으로 만일 이런 반응이 나타났을 때 약물을 투입하거나 주사를 맞으면 증상은 없어지지만 되살아나던 자가치유력은 다시 숨어버립니다.

호전반응은 충분한 항산화제와 수분, 천연항염제, 천연비타민C 등을 섭취해 얼마든지 극복할 수 있습니다. 한마디로 호전반응은 몸의 상태가 좋아지면서 일시적으로 나타나는 반응입니다. 특히 만성통증질환이나 중증의 난치성질환의 경우 치유 과정에서 엄청난 '치유의 위기'를 경험합니다.

간혹 호전반응이 심하게 나타나는 사람도 있습니다. 예를 들면 효소 부족으로 저체온증이 있는 사람, 수분 섭취가 부족한 사람은 호전반응이 심하게 나타납니다. 또한 운동 부족, 염분 섭취 부족, 수면 부족, 스트레스로 교감신경 우위에 있는 사람도 호전반응이 심할 수 있습니다.

반면 평소에 건강을 잘 관리했거나 장의 상태가 좋으면 호전반응이 가볍게 지나갑니다. 충분한 항산화제, 물, 유산균 등을 섭취한 사람도 가볍거나 아예 느끼지 못하고 지나가므로 호전반응은 평소 식습관과 건강 상태를 체크해보는 기준이 됩니다.

호전반응이 지나가면 세포가 리부팅되면서 활기와 행복을 느끼게 됩니다. 그러므로 다소 힘들지라도 자신과의 싸움에서 승리해 새롭게 태어나는 세포를 반갑게 맞이해야 합니다.

10) 금기식과 주의사항

영양해독요법에서 참기 힘든 일 중 하나는 좋아하는 음식을 먹지 못한다는 점입니다. 현대인은 인스턴트식품과 밀가루 음식을 선호하지만 영양해독요법을 실행하려면 그런 음식을 금해야 합니다. 다시 말해 내 몸의 면역 증강을 위해 좋아하는 음식을 3주간 금식하는 인내력을 발휘해야 합니다.

영양해독요법에서는 무엇보다 커피, 밀가루 음식 | 빵, 라면, 우동, 짜장면 등 |, 인스턴트식품, 탄산음료, 술, 붉은 고기 | 소고기, 돼지고기 | 등을 금해야 합니다. 반대로 물을 충분히 섭취해서 절대 변비가 생기지 않게 해야 합니다. 씹고 싶은 욕구를 도저히 참기 힘들 때는 씹을 수 있는 비타민 종류나 식이섬유, 껌을 이용하는 것도 좋은 방법입니다.

설령 부적응에 해당하더라도 매끼 식사를 통한 영양요법을 지키면서 저녁식사 이후 다음 날 아침까지 12시간 공복을 유지하는 식습관을 유지하면 안전하게 시행할 수 있습니다.

권장식과 금기식

	권장식	금기식
1)채소	녹엽채소, 호박, 토마토, 해조류	감자, 고구마, 옥수수, 비트
2)과일	베리류(블루, 라즈, 블랙), 레몬, 라임	그외 모든과일
3)유제품	너트밀크, 코코넛밀크, 코코넛오일, 코코넛버터	우유, 치즈, 크림, 요구르트, 버터, 아이스크림
4)곡류	현미, 메밀, 기장, 퀴노아	쌀, 밀, 기장, 호밀, 보리귀리, 아마란스
5)생선/육류	한류성어류(고등어, 참치, 정어리, 송어, 연어, 청어, 넙치)	통조림류, 소시지
6)식물성 단백질	유기농소고기, 닭고기, 오리고기, 양, 칠면조, 유기농달걀, 완두콩, 렌즈콩, 스피루나, 화분, 남조류	모든콩류 / 대두제품
7)견과류/씨앗류	참깨, 해바라기, 아몬드, 호두, 캐슈너트, 파스타치오, 너트류	땅콩류
8)지방	코코넛, 아보카도, 올리브유, 아마씨유, 홍화, 참기름, 아몬드, 해바라기씨유, 호두기름, 호박기름	버터, 마가린, 쇼트닝, 마요네즈, 샐러드드레싱, 스프레드, 가공유지
9)음료수	정수물, 광천수, 탄산수, 녹차, 박차, 허브차, 코코넛물	커피, 알코올, 카페인음료수, 청량음료, 과일쥬스
10)감미료	스테비아, 자일리톨, 라칸토	설탕, 메이플시럽, 액상과당, 꿀, 과즙농축액
11)양념	식초, 천일염, 검은후추, 캐럽, 생초콜릿, 된장, 단백질가루, 타마리, 간장, 나마쇼유, 홀그레인 머스타드	일반쵸콜릿, 케첩, 렐리시, 처트니, 바비큐소스, 데리야끼소스, 민트

11) 영양해독 다이어트

영양해독을 하면 여러 가지 반응이 나타나는데 그 중 하나가 몸 전체의 대사가 정상화되면서 체중이 줄어드는 일입니다. 이를 일명 '해독 다이어트'라고 합니다. 한때 칼로리 제한을 이용한 체지방 다이어트가 유행하기도 했지만 이 방식을 실천하려면 적게 먹고 많이 움직여야 합니다. 이것은 현실적으로 실천하기가 무척 어려운 방식입니다. 실제로 식욕억제호르몬인 렙틴과 식욕촉진호르몬인 그렐린이 불균형에 빠지면서 많은 사람이 본인의 의지와 상관없이 음식을 입에 달고 지내는 시간이 자꾸 늘어나는 폐해가 발생했습니다.

무조건 굶으면 일시적으로 수분이 빠지면서 체중은 줄지만 곧바로 요요현상이 나타납니다. 우리가 단식할 경우 처음에는 수분이 빠집니다. 그다음으로 포도당이 에너지로 쓰이고 이어 단백질|근육|이, 마지막으로 지방이 분해됩니다. 이 단계로 몸에서 빠져나가기 때문에 다이어트를 올바르게 실천하지 않으면 원하는 지방은 빠지지 않고 근육이 줄어들면서 기초대사량만 감소하는 결과를 초래하고 결국 요요현상을 겪고 맙니다. 결론적으로 무조건 굶는 다이어트는 100퍼센트 실패합니다. 충분한 영양과 단백질을 기본으로 한 해독 다이어트만이 정답입니다.

다이어트에 성공하려면 영양해독을 기본으로 하면서 '4-4-12 공복의 법칙'을 지키고 운동과 식욕호르몬|렙틴, 그렐린, 인슐린|의 균형을 잡

아주어야 합니다. 다시 말해 체지방 분해, 호르몬 균형 유지, 해독 다이어트를 함께할 수 있는 제품을 활용하는 것이 최선의 방법입니다.

12) 영양해독 후 관리

3주 동안 자기 자신과의 싸움에서 이기면 신체적·정신적으로 건강과 행복감, 자신감을 느끼게 됩니다. 만약 좀 더 체중을 줄이고 싶거나 더욱 건강해진 몸을 느끼고 싶다면 약간 간격을 두고 3주 내지 6주 프로그램을 연속적으로 더 실행하는 것도 괜찮습니다.

영양해독 기간이 끝난 뒤에는 자신에게 독성을 유발하는 물질 | 맛은 좋지만 잠시 후 끔찍한 기분을 느끼게 하는 음식 | 을 찾는 1주일 과정을 진행하는 것도 좋습니다. 이때는 해독 기간의 식사를 그대로 1주일 더 진행하면 됩니다.

곧바로 정상적인 식사를 하지 않고 독성유발물질로 알려진 글루텐 | 밀가루 음식 | 과 유제품을 섭취하면서 몸에서 느껴지는 반응을 관찰해 향후 식사에서 제거해 나가는 제거식이요법을 하는 것입니다. 처음 이틀간은 글루텐 | 빵 | 으로 시험하고 이후 이틀은 영양해독 식사를 다시 하며, 이후 이틀간 유제품 | 우유 | 을 섭취해 몸의 반응을 느껴보는 것입니다. 빅3 독성유발물질 | 정제한 설탕, 알코올, 카페인 | 도 하나씩 섭취하면서 자신의 건강을 체크해봅니다.

이때 해독 기간에 머릿속에 떠올랐던 여러 음식이 먹고 싶어서 하나씩 섭취하지만 이전에 느끼던 맛과 다르다는 것을 깨닫습니다. 정화된 내 몸이 음식을 대하는 태도가 달라졌기 때문입니다.

계속해서 자신의 독성유발물질을 찾아내 섭취를 줄이고 생식과 소식을 하되 충분한 식이섬유를 섭취하며, 알칼리 식품 위주로 식사를 하면서 4-4-12 공복의 법칙을 지키면 건강을 유지할 수 있습니다. 나아가 이를 3개월간 지속할 경우 아름다운 건강체가 만들어집니다.

13) 클린 경험

나는 영양해독 프로그램을 다섯 번 시행했는데 그 과정에서 많은 변화를 경험했습니다.

첫 번째로 시행할 때는 3일 만에 내 몸에 비상이 걸렸습니다. 평소 피곤하고 지칠 때면 입술에 물집이 생기는 헤르페스바이러스의 발작이 시작된 것입니다. 팔다리가 쑤시고 열과 두통으로 끙끙 앓으면서도 나는 비타민의 도움을 받으며 하루 종일 수술을 했고 집에 돌아온 뒤에는 완전히 뻗어버렸습니다.

그동안 내 몸에서 편안하게 지내다가 3일간 굶주린 매크로파지, 임파구 등의 백혈구들이 먹이를 찾아 나서면서 헤르페스바이러스와 크게 전쟁을 치른 탓입니다. 체온이 올라가고 몸이 쑤시는 호전반응의 원리를 아는 나는 비타민과 천연소염제 그리고 물을 충분히 섭취해 임파구에게 보급품을 지원하는 동시에 배에 핫팩을 대 후방에 있는 임파구까지도 공격에 나서게 만들었습니다. 그 결과 세 시간의 전투 끝에 승리의 땀방울을 흘리면서 전쟁을 마무리하는 쾌거를 이뤘습니다.

다음 날부터 전쟁의 상처로 눈가와 입 안, 콧속까지 물집이 생겼습니다. 며칠간 힘들었지만 이후 나는 개운해지는 영양해독의 진미를 마음껏 맛보았습니다. 더불어 뱃살과 체지방이 줄어드는 것을 느꼈습니다. 그야말로 내게는 참된 행복을 느끼게 해준 값진 3주였습니다.

두 번째와 세 번째, 네 번째로 시행할 때는 별다른 호전반응 없이 무사히 마쳤습니다. 나는 영양해독 프로그램을 시행하면 할수록 몸과 마음의 변화, 삶에 대한 겸손, 감사를 느끼면서 그 프로그램의 매력에 푹 빠졌습니다. 지금은 주위의 누구에게나 한번 해보기를 권하고 있습니다.

건강 100세 시대에 수많은 건강관리법이 우리를 유혹하지만 나는 뭐니 뭐니 해도 해독이 기본이라고 생각합니다. 물론 공격도 좋지만 수비만 잘해도 내 몸은 내가 지킬 수 있기 때문입니다. 일그러진 벽돌을 새로 쌓으면 더 높이, 견고하게 쌓을 수 있는 것처럼 건강도 새롭게 리세팅할 필요가 있습니다.

멋모르고 입에만 좋은 음식을 먹으면서 내 몸을 혹사시켰던 과거를 추억으로 남기고 지금부터라도 몸이 원하는 것에 관심을 기울여야 합니다. 그것이 자기 몸에 대한 최소한의 예의라고 생각합니다.

요즘 들어 히포크라테스의 말이 더욱더 마음에 와 닿습니다.

"음식으로 고치지 못하는 병은 의사도 고칠 수 없다."

제 6 장

건강관리를 위해 알아야 할
건강지식

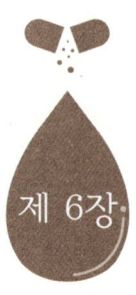

제 6장

건강관리를 위해 알아야 할 건강지식

1. 면역

나와 나 아닌 것을 구별하고 바이러스, 세균, 암으로부터 내 몸 보호하기

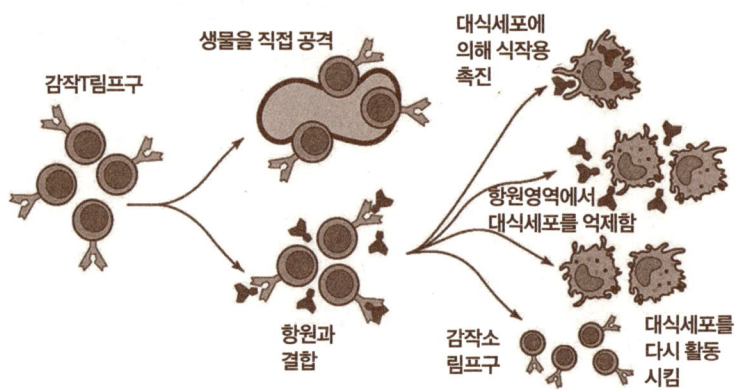

몸과 뇌는 사람을 구성하는 하나의 시스템이지만 동일한 시스템이 아니라 협력 시스템입니다. 뇌의 욕구와 몸의 필요가 항상 일치하지는 않으며 의욕, 식욕, 성욕, 중독 같은 뇌의 욕구는 때로 몸을 망가뜨립니다. 몸이 늘 알아서 하는 일 가운데 생명과 가장 직접적으로 관련된 기능이 면역입니다.

면역이란 기본적으로 '나'와 '나 아닌 것'을 구분하는 기능을 말합니다. '나 아닌 것'에는 몸에 들어오는 세균, 바이러스, 몸에서 매일 생기는 암세포, 정보처리 오류로 면역세포가 자가조직을 적으로 오인해 공격하는 '자가면역질환' 등이 있습니다.

면역계의 본질은 균형입니다. 이 균형은 자율신경 균형과 밀접한 관계가 있으며 자율신경은 위급한 상황에 대처하게 해서 우리가 사고로 죽지 않게 해주는 교감신경과 휴식, 충전, 치유를 담당해 병으로 죽지 않도록 해주는 부교감신경으로 나뉩니다. 교감신경과 부교감신경은 마치 시소처럼 한쪽이 강해지면 다른 쪽이 약해져 균형을 유지합니다. 그러나 만성스트레스 때문에 교감신경이 계속 우위에 놓이면 백혈구의 균형이 깨지면서 면역력이 떨어집니다.

이러한 교감신경 우위 상태를 부교감신경 우위 상태로 바꾸는 가장 효과적인 방법이 호흡과 명상 | meditation | 입니다. 우리 몸의 뇌신경계통, 면역계통, 내분비계통은 삼위일체입니다. 이들 사이에는 호르몬과 사이토카인이라는 신경전달물질이 관여해 서로 협력하면서

작동합니다.

혈관과 함께 우리 몸 전체에 분포해 있는 림프절|임파선|은 면역의 집합소 역할을 합니다. 면역은 이곳에서 휴식을 취하며 기력을 회복하는데 따뜻할 때 더욱더 힘을 얻기 때문에 주로 접히는 부위에 발달해 깊이 보호받고 있습니다.

스스로 막아내고 치유하는 면역력 강화의 3요소는 체온, 호흡, 마음입니다. 임파선이 차가워지면 면역력이 떨어지는데 체온이 1도 떨어지면 면역력이 30퍼센트 떨어지고, 1도 오르면 면역력이 5배 상승합니다. 이처럼 체온과 면역력은 밀접한 상관관계가 있습니다. 체온을 37도에 가깝게, 즉 정상범위 안에서 약간 높게 유지하는 것이 자연치유력을 높이고 건강과 활력을 유지하는 효과적인 방법입니다. 만약 체온이 떨어지면 혈관이 수축돼 혈액순환이 방해를 받고 신진대사가 떨어져 비만이 발생하며 면역세포인 백혈구의 활동이 위축됩니다.

체온이 떨어지는 데는 여러 가지 원인이 있습니다. 우선 만성스트레스로 자율신경 기능이 떨어지면 말초순환장애가 일어나 손발이 차가워집니다. 또한 운동 부족에 따른 근육량 감소로 저체온이 생길 수 있습니다. 이는 근육이 신체에서 발생하는 열의 25퍼센트를 만들기 때문입니다. 과식이나 찬 음식, 과도한 냉방, 수면 부족, 진통 및 해열제 복용 등도 몸을 뜨겁게 만듭니다. 두한족열|頭寒足熱|이라는 말

처럼 뇌는 원래 시원해야 하지만 스트레스가 쌓이면 머리가 열을 받습니다. 열이 나면 면역 기능이 높아지지만 지나치게 열이 나서 과열 상태가 되면 오히려 임파선염이 발생합니다.

호흡, 혈압, 맥박, 체온 등은 모두 자율신경이 조절하는 생명 기능입니다. 호흡이 다른 자율적인 기능들과 다른 점은 자율적이면서도 가장 쉽게 의도적으로 조절할 수 있다는 점입니다. 어릴 때는 호흡의 중심점이 아랫배에 가깝지만 나이가 들수록 올라가 아랫배보다 가슴을 더 많이 움직입니다. 이는 호흡의 깊이가 그만큼 더 얕아진 것입니다. 호흡은 자율신경에 직접적인 영향을 미치는데 숨을 내쉴 때는 부교감신경의 작용으로 맥박이 느려지고 들이쉴 때는 교감신경의 작용으로 맥박이 빨라집니다.

호흡은 생각과 감정을 조절하는 강력한 수단입니다. 호흡이 고르고 깊고 완만하면 그에 따라 생각도 줄어들고 감정도 가라앉습니다. 또한 호흡은 자율신경계를 적당한 균형 상태로 만드는 강력한 수단입니다. 자율신경계의 균형을 회복하는 가장 효과적인 방법은 호흡을 천천히, 깊이 하는 것입니다. 천천히 하면 긴장된 교감신경이 진정되고 깊게 하면 피로한 부교감신경이 힘을 받습니다.

체온, 호흡과 더불어 생각과 감정 같은 마음도 면역력에 영향을 줍니다. 기쁘고 행복한 생각을 하면 몸에 좋은 호르몬이 분비되고, 부정적인 감정에 너무 머물면 몸에 나쁜 호르몬이 분비됩니다. 이러한 마음의 힘을 다스리는 가장 좋은 방법이 바로 명상입니다.

인체에 발생한 쓰레기를 치우는 청소부 역할을 하는 임파선은 혈관의 탄력과 혈류에 도움을 줍니다. 만약 치울 수 없는 쓰레기가 있으면 임파선은 안전을 위해 그 쓰레기를 지방으로 감싸버립니다. 지방이 보존제와 방부제 역할을 하는 것입니다. 그러면 임파선에 쓰레기가 집중적으로 쌓여 살이 찌기 시작합니다.

우리가 섭취하는 탄수화물, 단백질은 흡수되어 혈관으로 이동하지만 지방은 소화관에서 흡수되어 임파선으로 이동합니다. 만일 너무 많은 지방을 섭취하거나 지방이 과도하게 쌓이면 임파선은 제 기능을 하지 못합니다. 또한 체온이 떨어질 경우 임파선에 흐르는 지방이 굳어버려 면역이 제대로 활동하지 못합니다. 특히 피부 바로 아래인 피하에 지방이 쌓일 경우 부분비만이 되고 셀룰라이트를 형성합니다.

임파선에 흐르는 지방이 굳기 시작하면 인체의 해독 기능이 마비되고 이것은 모든 질병의 단초가 됩니다. 우리 몸에 어떤 이물질이 들어올 경우 방어 기능이 작동하고 이때 면역이 생깁니다. 일단 한번 형성된 면역은 같은 물질에 대항해 질병을 막는 기능을 합니다. 이러한 임파계의 순환은 호흡 메커니즘에 크게 좌우되는데 임파액은 횡격막의 도움으로 임파선을 통해 움직입니다. 즉, 가벼운 복식호흡은 폐활량을 늘리고 혈액을 맑게 해줄 뿐 아니라 면역체계를 강화하고 스트레스 해소에도 도움을 줍니다.

이러한 면역력의 70퍼센트는 장에서 결정|장내세균에 의한 장점막 활성화|되고 30퍼센트는 마음, 특히 자율신경이 좌우합니다. 체내의 약 50억 개|혹자는 2조 개라고도 한다|에 이르는 면역세포 중에서 70퍼센트가 장에 있고 전체 임파구의 70퍼센트, 항체의 70퍼센트가 장에 있기 때문에 인체 면역력의 7할은 장 건강이 좌우합니다. 이는 장이 외부 세계와 만나는 면적이 가장 크기 때문입니다. 장점막의 표면적을 펼치면 테니스코트 넓이로 외부 항원과 접촉할 기회가 제일 많습니다.

면역계는 역할을 서로 분담하는 시스템으로 매크로파지·과립구|호중구|·림프구 중의 NK세포가 관여하는 자연면역계|제1부대|, 림프구 중의 T세포|헬퍼T, 킬러T|·B세포가 관여하는 획득면역계|제2부대|로 나뉩니다. 자연면역은 사람이 태어나면서부터 갖고 있는 면역계이고 획득면역은 태어난 이후 후천적으로 얻는 면역계입니다. 자연면역은 군대로 따지면 제1부대로 선제공격을 담당하며 순찰부대인 매크로파지와 공격부대인 NK세포가 주로 활동합니다. NK세포는 우수한 군인이지만 너무 예민해서 스트레스 등의 영향을 많이 받는 면역세포입니다.

제1부대의 일반적인 무기만으로 적군을 물리칠 수 없을 때, 선제공격이 부족할 때는 제2부대인 획득면역세포가 적의 정보를 기억해 가장 효과적인 무기로 공격합니다. 또한 제2부대는 한번 물리친 적군

의 특성을 기억해 두 번 다시 침입을 허용하지 않습니다. 즉, 면역을 기억하는 가장 뛰어난 무장군단입니다.

일본의 외과의사 야자키 유이치로 |矢崎雄一郎| 에 따르면 면역세포의 사령탑 역할을 하는 세포는 수지상세포라고 합니다. 수지상세포는 1973년 미국 록펠러대학교 랠프 스타인만 |Ralph Steinman| 교수가 처음 명명했으며 이후 면역요법이 눈부신 발전을 이루는 토대가 되었습니다. 암환자에게서 수지상세포를 추출해 배양한 후 다시 환자에게 주입함으로써 면역계를 활성화하는 치료법과, 수지상세포를 이용해 만든 암 백신으로 정상세포에는 영향을 주지 않고 암세포에만 선택적으로 치료 효과를 보이는 치료가 현재 연구 개발 중에 있습니다.

인체의 여러 세포 중에서 아메바처럼 스스로 영양을 섭취하고 움직이며 이물질이 들어오면 그것을 소화하거나 소화할 수 없을 경우 뱉어내는 단세포 생물이 있는데, 그게 바로 백혈구입니다. 백혈구는 혈관 속을 빈틈없이 순환하다가 이물질이 들어오면 곧바로 출동하도록 감시체제를 갖춘 세포입니다.

백혈구에는 세 종류가 있는데 그것은 매크로파지라는 대식세포와 과립구, 림프구입니다. 과립구와 림프구는 대식세포에서 분화된 것으로 탐식 기능을 강화한 것이 과립구이고, 탐식 기능이 퇴화되어 면역을 담당하게 된 것이 림프구입니다.

혈액 속의 백혈구 비율을 보면 매크로파지가 5퍼센트, 과립구 60퍼센트, 림프구 35퍼센트인데 이처럼 과립구가 많은 이유는 혈액 속에서 더 많은 역할을 담당하고 있기 때문입니다. 과립구는 교감신경 우위에서, 림프구는 부교감신경 우위에서 활동이 두드러집니다.

매크로파지는 이름 그대로 대형으로 |매크로| 먹어치우는 |파지| 세포를 말합니다. 온몸에 분포하는 매크로파지는 다양한 이름으로 불리는데 뇌에서는 글리아세포, 폐에서는 폐포매크로파지, 간에서는 쿠퍼세포라고 부릅니다.

본래 매크로파지에서 진화한 적혈구도 많은 산소를 운반하는데 핵이 방해가 되면서 사라진 경우입니다. 혈소판이나 혈관내피세포도 매크로파지에서 분화된 세포입니다. 전투에서 사령부 역할을 하는 매크로파지는 몸 어딘가에 항원인 이물질이 침입해 염증이 생기면 그 이물질의 성질을 구분해 세균성이면 과립구를 보내고 바이러스성이면 림프구가 달려가게 합니다. 또한 싸움이 끝난 뒤 잔해를 처리하는 청소부 역할도 합니다.

과립구는 매크로파지의 탐식 기능이 더욱 강화된 것으로 세균처럼 입자가 큰 이물질 |세포의 1/100| 을 처리하는 데 탁월합니다. 대개는 커다란 이물질을 통째로 삼켜 소화효소와 활성산소를 사용해 분해합니다. 이물질을 막으로 감싸 자신의 몸 안으로 끌어들인 다음 세포 안의 과립으로 파괴해 이물질을 가루로 만드는 것입니다. 이 과립은 다

양한 분해효소로 이루어져 있으며 이물질을 처리할 때는 활성산소도 함께 사용합니다.

몸 안에 침입하는 이물질은 세균이 압도적으로 많아 백혈구 중에는 과립구가 많습니다. 과립구와 세균의 싸움은 화농성염증으로 나타나며 주로 점막에 염증 혹은 궤양이 생깁니다. 과립구와 이물질이 싸우는 경우에는 면역이 생기지 않기 때문에 과립구로 인한 염증은 반복해서 생길 수 있습니다.

림프구는 특수전 수비대 역할을 합니다. 몸에 들어오는 미세한 이물질 | 세포 크기의 1/10,000 | 로는 바이러스, 변종 단백질, 미립자, 꽃가루, 진드기 등이 있습니다. 이것은 너무 작아 매크로파지가 잡아먹지 않고 접착 기능을 이용해 붙잡는데 이를 위해 진화한 것이 림프구입니다.

림프구 중에서도 B세포는 항체를 만듭니다. 항체는 림프구가 항원에 대응하기 위해 막에 있는 접착 분자를 자신과 분리해 방출한 것입니다. 이물질이 침범했을 때 크기가 큰 B세포는 혈관을 지날 수 없기 때문에 단백 분자인 항체를 혈액 속이나 체액 속으로 보내 이물질을 처리합니다. 이런 림프구는 평소에 대기 상태에 있으며 바이러스나 이물질 같은 항원과 싸우기까지 며칠의 잠복기를 거칩니다. 이 시기에 클론을 만들어 세포막과 핵만 가진 상태에서 벗어나 세포질의 다른 세포 내 소기관들을 형성하는 것입니다. 이후 림프구와 바이러스가 싸움을 시작하는데 이때 고열이 납니다. 열이 난다는 것은 내 몸의 림프구가 드디어 활동을 시작했다는 긍정적인 신호입니다.

림프구의 T세포는 장과 간에서 생성된 흉선외분화T세포와 흉선분화T세포로 나뉩니다. 그리고 이것은 다시 킬러T세포와 헬퍼T세포로 나뉩니다. 헬퍼T세포는 대식세포로부터 침입자에 대한 정보를 받고 정체를 분석해 침입자ㅣ바이러스, 암세포, 세균ㅣ를 공격합니다. 이러한 헬퍼T세포는 헬퍼T1과 헬퍼T2로 나뉩니다. 헬퍼T1과 킬러T세포는 B세포처럼 바이러스와 암세포 제거에 관여하며 헬퍼T2는 과립구처럼 세균에 맞섭니다.

NK세포라는 대형 과립 림프구는 암세포가 생기면 제일 먼저 출동해 암세포를 접착한 뒤 퍼포린, 그랜자임 등을 뿌려 암세포를 제거합니다. 동시에 헬퍼T1을 활성화해 헬퍼T1이 암세포를 찾아내 제거하게 합니다. 나이가 들면 헬퍼T세포의 능력이 크게 떨어져 침입자 정보를 올바르게 분석하지 못하고 심지어 자신의 세포를 공격하는 일도 발생합니다. 또한 선제공격을 담당하는 자연면역도 줄어들므로 태어난 이후에 얻는 획득면역을 강화하는 것이 좋습니다.

자연면역계의 대표주자인 NK세포는 면역세포 중에서도 생활습관ㅣ스트레스, 수면, 음주, 흡연, 식습관, 운동 부족, 영양 부족 등ㅣ, 즉 자율신경의 영향을 가장 많이 받는 세포입니다. 스트레스를 받으면 NK세포 활성도가 떨어져 면역이 저하됩니다. 매크로파지, NK세포, 흉선외분화T세포, B세포는 체내 이상│암세포│을 감지해 활동하는 반면 흉선분화T 세포는 외부에서 들어온 이물질│항원│에 관여하는 새로운 면역을 일으킵니다.

암세포가 악성 암이 되려면 100만 개 정도의 암세포가 필요한데 이는 참깨 한 알의 크기입니다. 검진으로 발견되는 암의 크기는 1~3밀리미터이며 무게로는 약 1그램입니다. 사람의 몸에서도 세포분열 시 복사 실수로 매일 수천 개│5~6천 개│에서 100만 개의 암세포가 생기지만, 림프구│NK세포, T세포│의 활동으로 더 이상 진행되지 않는 것입니다. 대부분의 암환자는 림프구 수가 30퍼센트 이하로 면역억제 상태이며 림프구 수를 늘려 면역을 활성화하는 것이 암을 자연 퇴치하는 최선의 예방법입니다.

그런데 이러한 면역력이 지나치게 강하면 적에게 과잉반응을 보여 알레르기 체질로 바뀌며 자기 자신을 공격하는 자가면역질환이 생깁니다. 면역 과잉인 알레르기를 예방하려면 교감신경을 흥분시키고 자율신경의 균형을 유지해야 합니다. 건강을 위해서는 과다나 과소가 아닌, 적당한 수준의 면역력이 가장 좋습니다.

2. 자율신경

교감신경, 부교감신경의 균형을 통한 면역세포 활성화 만들기

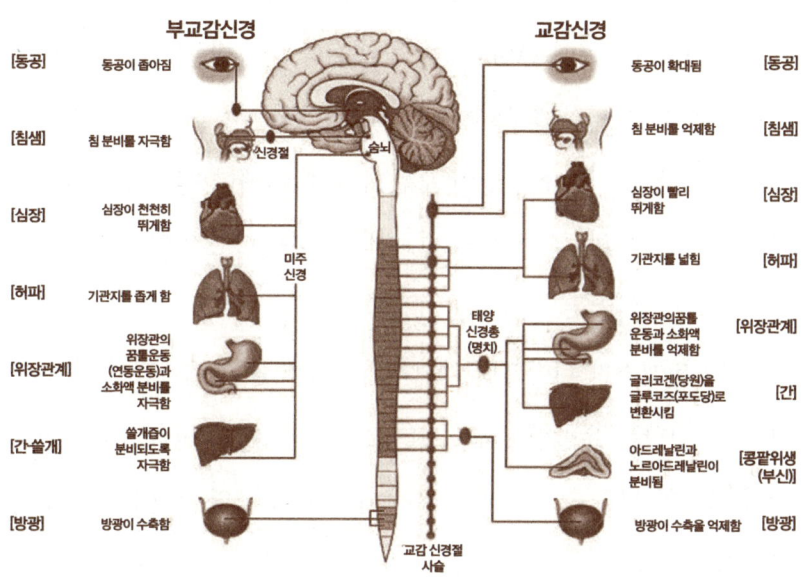

자율신경은 긴장신경인 교감신경과 릴렉스신경인 부교감신경으로 나뉘는데, 우리 몸의 자율신경 상태는 마치 시소처럼 낮과 밤을 주기로 우위 상태가 결정됩니다. 아침에 눈을 뜨면 교감신경 우위 상태에 들어가고 저녁이 되면 서서히 부교감신경 우위 상태로 바뀌어야 균형 잡힌 신체대사를 유지할 수 있습니다.

만약 이러한 자율신경 균형이 무너져 거꾸로 된다면 어떨까요? 낮에 부교감신경 우위가 되어서 졸리고 무기력해지면서 일할 의욕이 사라지고, 밤에는 교감신경 우위 상태가 되어 힘이 나고 잠도 오지 않는다면 몸은 전체적으로 균형이 완전히 무너집니다.

급성스트레스로 인해 교감신경 우위로 돌아서면 시상하부를 자극해 노르아드레날린이 분비되고 부신피질을 자극해 아드레날린이 분비됩니다. 이에 따라 혈관이 수축되고 혈압이 상승하며 간에서 글루코스를 혈액으로 보내 혈당이 오릅니다. 여기에다 맥박이 빨라지고 장운동이 더뎌지며 수면장애가 나타나 전체적으로 면역이 떨어집니다.

만성스트레스가 지속되면 부신에서 코르티솔이 분비되어 살이 찌고 많은 질환을 유발합니다. 스트레스를 받거나 약물을 3개월 이상 장기 복용할 경우 교감신경 우위 상태가 되어 몸의 자율신경 균형이 무너지는 것입니다. 또한 교감신경 우위 상태에서는 과립구가 증가해 염증을 일으키거나 활성산소가 증가합니다. 이로써 세포 손상이나 돌연변이가 일어나 노화를 촉진하고 암세포가 발생합니다.

반대로 부교감신경 우위 상태가 되면 림프구가 증가하면서 몸의 면역력이 상승해 암이나 바이러스 등의 질환으로부터 몸을 방어할 수 있습니다. 더불어 혈관 확장, 땀구멍 열기, 소화 촉진, 엔도르핀 및 도파민 분비로 면역력이 높아집니다. 웃고 즐기고 긍정적인 마음으로 살아가면 이처럼 면역세포인 NK세포가 활성화됩니다. 따라서 가벼운 운동, 천천히 먹기, 느긋한 목욕, 심호흡을 통해 항상 부교감신경 우위 상태를 만들고 유지하는 것이 면역력을 기르는 최선의 방법입니다. 이러한 부교감신경도 지나치게 우위 상태에 놓이면 알레르기, 천식 등이 생기는 것을 보면 교감신경과 부교감신경의 균형이 얼마나 중요한지 알 수 있습니다.

3. 대사증후군 & 인슐린저항성
비만, 고혈압, 당뇨, 고지혈증 등의 생활습관병 이해하기

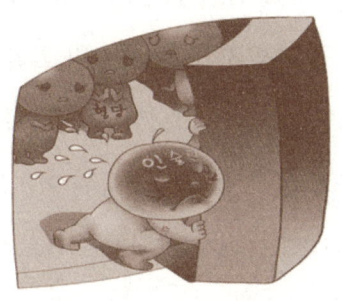

대사증후군이란 당뇨, 고혈압, 고지혈증, 복부비만 등이 함께 나타나는 것을 말합니다. 대사증후군의 다섯 가지 진단 기준은 다음과 같습니다.

- 공복 혈당 110mg% 이상
- 혈압 135/85 이상

- 중성지방 150㎎% 이상

- HDL 콜레스테롤 남자 40 이하, 여자 50 이하

- 허리둘레 남자 90㎝ 이상, 여자 80㎝ 이상

 인슐린저항성은 우리 몸에서 인슐린이 제 기능을 잃어버린 상태를 의미합니다. 췌장에서 분비되는 인슐린은 각 세포의 인슐린수용체에 달라붙어야 제대로 기능할 수 있는데, 혈액이 오염되어 인슐린이 수용체에 달라붙지 못하면 혈액의 당이 세포 내로 들어가지 못해 혈당이 오릅니다. 이를 줄이기 위해 췌장은 인슐린을 더 많이 분비하고 그 인슐린은 호르몬 감수성 지질분해효소의 역할을 방해하는 동시에 남아도는 혈당을 지방으로 저장합니다. 이때 몸은 지방을 에너지 연료로 사용하지 못하고 대신 근육에 저장된 아미노산과 복합당을 연료로 사용합니다. 그러면 몸이 허약해지고 과도한 배고픔을 느껴 과식과 폭식으로 이어집니다.
 인슐린저항성은 렙틴저항성과 함께 나타나며 대사증후군의 가장 중요한 원인입니다. 특히 뱃살 증가로 복부비만이 나타나므로 뱃살이 나오기 시작하면 인슐린저항성과 렙틴저항성이 시작되었다고 봐도 무방합니다.
 뱃살 증가에는 두 가지 호르몬이 관여하는데 그것은 스트레스호르몬인 코르티솔과 남는 영양소를 지방으로 저장하는 저장호르몬 인슐

린입니다.

코르티솔은 급하게 에너지를 만드는 단맛 나는 음식을 먹게 하고 식욕억제호르몬인 렙틴호르몬을 억제해 많이 먹게 만들며, 스트레스에 대비해 지방 창고를 늘리는 작용도 합니다. 인슐린의 경우 혈당이 급작스럽게 상승하면 인슐린 분비가 증가하고 인슐린 작용에 한계가 따르면서 당의 세포 내 유입이 일어나지 않습니다. 이렇게 해서 남아도는 혈액 속의 당을 지방세포에 채우는데 이런 현상을 인슐린저항성이라고 합니다. 한마디로 인슐린 숫자가 증가해도 세포 내로 당을 넣지 못하는 상태를 말합니다.

세포 내로 들어가지 못한 당은 처음에는 간에서 글리코겐으로 저장되고 그다음에는 간에서 지방으로 저장되어 지방간이 생깁니다. 당이 두 번째로 저장되는 곳은 지방세포인데 주로 내장 사이의 공간입니다.

인슐린저항성의 증세로는 피로, 식곤증, 혈당 상승, 복부지방 저장, 혈관 내 혈당 상승, 중성지방 수치 상승 등이 있습니다. 또한 혈관벽을 단단하게 하는 인슐린의 기능 때문에 고혈압도 생깁니다. 이러한 혈당 상승이 결국 단백질의 변성을 초래해 암이나 치매를 유발합니다.

코르티솔과 인슐린의 관여에 따른 뱃살 증가는 다음과 같이 진행됩니다.

- 1단계 : 만성스트레스 상태에서 코르티솔 분비 증가
- 2단계 : 코르티솔 증가로 식욕이 늘어 지방 창고가 증가하는 탄수화물중독 단계
- 3단계 : 인슐린 분비 증가에 따른 인슐린저항성 증가로 지방 창고가 증가하는 단계
- 4단계 : 뱃살 증가로 복부비만이 생기는 단계
- 5단계 : 대사증후군이 발생하는 단계
- 6단계 : 암, 치매, 심혈관질환이 생기는 단계

그럼 2단계 상태인 탄수화물중독증을 생각해봅시다. 우리는 편할 때는 담백하고 깔끔한 음식을 찾지만 스트레스를 받으면 달고 짠 음식을 찾습니다. 건강을 위한 좋은 음식은 혈당지수가 낮으며 그 기전은 혈당이 천천히 올라감에 따라 뒤따르는 인슐린도 서서히 상승해 음식을 저장하지 않고 에너지화하기 때문입니다. 결국 혈당 안정화가 인슐린 안정화를 낳습니다.

탄수화물중독증의 대표적인 증상은 혈당의 빠른 상승에 따른 빠른 하강으로 저혈당이 나타나는 현상, 즉 고혈당과 저혈당이 반복적으로 일어나는 현상입니다. 이것을 '혈당의 롤러코스터 현상'이라고 말합니다. 요즘 음식이나 음료수에 많이 첨가하는 액상과당은 혈당지수가 높은 음식으로 뇌에서 쾌감을 일으키는 도파민을 증가시켜 중

독 증상을 만듭니다. 단 음식 → 인슐린 과다 → 저혈당 → 스트레스 |코르티솔| → 식욕 증가의 악순환 사이클에 들어서는 것입니다. 임상적으로 인슐린저항성을 일으키는 여러 가지 원인을 보면 고혈당 음식, 포화지방 중심의 식사, 미네랄|Zn, Cr, Mg| 결핍, 장누수증후군에 따른 독소, 만성스트레스, 운동 부족, 수면 부족 등이 있습니다. 이러한 인슐린저항성은 노화의 정도와 건강수준을 결정하는 기준이 되고 있습니다.

인슐린저항성을 개선하려면 오메가-3지방산, 아연|Zn|, 크롬|Cr|, 마그네슘|Mg| 그리고 햇빛을 통한 일산화질소와 비타민 D를 충분히 섭취해야 합니다.

4. 스트레스

만성질환의 출발선인 스트레스와 그에 따른 자율신경 변화 및 면역 불균형 이해하기

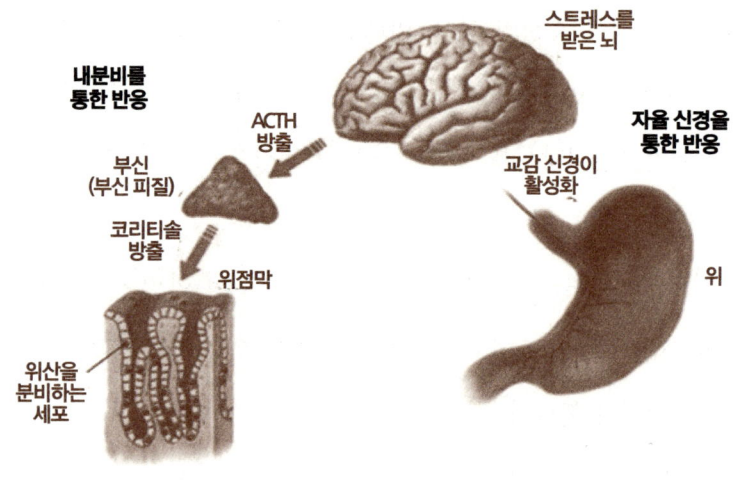

스트레스에 의해 '속이 아파지는' 메커니즘

스트레스는 현대인에게 늘 따라다니는 정신적인 독소입니다. 이러한 스트레스는 모든 사람이 싫어하지만 사실 급성스트레스는 우리를 위험에서 보호해주는 경보기 같은 역할을 합니다.

자극이 전혀 없을 경우 그것이 그대로 병이 될 수도 있으므로 약간의 긴장은 인생의 양념으로 받아들여야 합니다. 모든 현상은 받아들이기 나름이며 마음과 정신 상태에 따라 긍정적인 요소로 보면 내 몸에 영양분이 되지만 부정적인 요소로 보면 독소가 됩니다.

스트레스는 경과 시간에 따라 1기인 경고반응기, 2기인 적응기, 3기인 피로기로 나눌 수 있습니다. '경고반응기'는 초기의 쇼크 상태와 반쇼크 상태를 말합니다. 이 상태에서 벗어나려고 방어를 시작하는 '적응기'를 지나면 흉선과 림프절이 위축되고 부신피질 기능 저하가 생겨 녹초가 되는 '피로기'로 접어듭니다. 이러한 스트레스가 만성화되면 뇌신경계통과 면역계통, 내분비계통의 삼위일체 균형이 무너지면서 몸이 망가져 질병이 생기는 것입니다.

스트레스에 대한 신체 적응은 세 가지로 나타납니다. **첫째는** 위궤양, 십이지장궤양이고 **둘째는** 백혈구인 T세포를 훈련시키는 흉선의 위축입니다. 그리고 **셋째는** 부신피질 확대입니다.

현대인 중에는 늘 스트레스를 달고 사는 사람이 아주 많습니다. 일상생활이나 일에서 부딪히는 모든 현상을 감사와 사랑으로 바라보면 자신이 스트레스라고 생각하는 현상의 본질이 지나가야 할 하나의 대가이자 숙제로 느껴질 것입니다. 특히 독서로 타인의 경험을 자신의 지혜로 삼아 그릇을 키우며 규칙적인 운동 및 명상을 통해 몸과 정신을 단련하면 건강한 하루하루를 보낼 수 있습니다. 자신만의 스트레스 해소법을 찾아 스트레스를 받는 삶이 아니라 여유를 즐기는 삶을 사는 것이 정신과 몸의 균형에 좋습니다.

스트레스는 호르몬의 농도까지 바꿔놓습니다. 스트레스와 관련된 대표적인 호르몬이 아드레날린과 코르티솔입니다. 스트레스를 받으면 교감신경이 신속히 반응해 부신에서 첫 번째 스트레스호르몬인 아드레날린을 분비합니다. 이 호르몬은 위기 상황에서 엄청난 힘을 발휘합니다. 이처럼 아드레날린 방출로 소진된 에너지를 보충하기 위해 시상하부-뇌하수체-부신피질이 활성화되고 두 번째 스트레스호르몬인 코르티솔이 분비됩니다. '활동호르몬'으로 불리기도 하는 코르티솔은 평온한 상태에서 적정량이 분비됩니다. 가령 새벽이나 오전 중에 가장 많이 분비되고 낮에는 중간 정도, 저녁과 밤에는 적게 분비됩니다. 또한 배가 고파 혈당이 떨어지는 저혈당 상태에서 분비되어 혈당 하한치를 유지하기도 합니다.

코르티솔은 미토콘드리아의 에너지 생산을 돕고 면역세포의 기능을 올려주며 알레르기를 조절합니다. 또한 정신적인 안정과 혈압 등의 정상적인 생리적 기능을 유지하도록 돕습니다. 한마디로 힘든 상황에서 모든 호르몬이 에너지 생산이라는 하나의 일에 집중하도록 지휘하는 호르몬입니다. 코르티솔이 분비되면 갑상선호르몬은 미토콘드리아가 가속페달을 밟게 해 평소보다 에너지 생산을 늘리도록 만듭니다. 그밖에 렙틴호르몬과 그렐린호르몬을 조절해 식욕을 증가시키고 인슐린의 연료 저장 기능을 억제해 연료를 에너지화합니다.

문제는 스트레스 상태가 계속되거나 위급 상황이 지속되면 부신이 언제까지나 코르티솔을 만들 수는 없다는 데 있습니다. 이것을 단계별로 살펴보면 다음과 같습니다.

1단계는 초기 단계로 경계기라고 하는데, 갑자기 스트레스를 받아 과다스트레스 상태에 놓인 것입니다. 이때는 깜짝 놀라 교감신경이 항진되면서 아드레날린이 분비되고 긴장모드에 놓여 글리코겐을 에너지원으로 사용합니다. 또한 코르티솔이 분비되어 심박동이 증가하고 혈압이 올라가 경계 상태를 선포합니다. 스트레스가 경계 상태에서 끝나면 부작용이 거의 없고 수면과 휴식으로 이어지면서 성장호르몬이 분비되는 한편 기관 및 호르몬이 정비됩니다.

2단계는 중기 단계로 저항기 | 적응 단계 | 라고 하며 만성스트레스 상태에 접어든 것입니다. 이때 지방을 당으로 변환해 에너지로 사용하기 때문에 일시적으로 살이 빠지는 것처럼 보이지만 사실은 코르티솔의 효율이 떨어져 뱃살이 늘어납니다. 특히 아무리 피곤해도 잠이 잘 오지 않는데 적절한 수면이 최고입니다.

3단계는 말기 단계로 고갈기 | 피로기 | 라고 하며 코르티솔 분비가 한계에 달한 코르티솔 고갈 상태를 말합니다. 스트레스에 저항하지 못해 전해질 불균형이 생기고 혈압이 조절되지 않으며 저혈당이 지속됩니다. 코르티솔이 고갈되면 만성피로 상태에 놓입니다. 스트레스를 잘 다뤄야 코르티솔 분비를 조절할 수 있습니다. 수많은 사소한 일에 발목이 잡히면 코르티솔이 쉽게 고갈되어 만성피로의 노예가 됩니다. 살다 보면 여러 가지 일이 겹치지만 중요한 일에 최선을 다하고 쉴 때는 코르티솔의 불을 끄고 확실히 휴식을 취하는 생활습관

이 필요합니다.

만성피로 치료는 충분한 수면으로부터 시작됩니다. 깊은 수면을 취해야 성장 인자를 만드는 성장호르몬이 생성되고 몸이 회복되기 때문에 성장호르몬을 '회복호르몬'이라고 부르기도 합니다. 심한 스트레스를 받으면 코르티솔 분비가 늘어나고 렙틴호르몬의 식욕 억제 조절 기능이 고장 나면서 식욕이 증가하는데, 이것을 렙틴호르몬이 작용하지 못한다고 해서 '렙틴저항성'이라고 합니다. 또한 스트레스로 갑상선호르몬 분비가 감소해 저체온과 신진대사가 떨어집니다.

렙틴저항성을 해결하는 최선의 방법은 스트레스를 조절해 코르티솔의 안정을 꾀하고 갑상선호르몬을 회복시켜 체온과 신진대사를 정상화하는 것입니다.

결국 렙틴의 최대의 적은 코르티솔이므로 코르티솔이 많이 분비되지 않도록 스트레스를 잘 관리하는 것이 대사증후군의 시작을 막는 최선의 방법입니다. 스트레스를 관리하는 데는 여러 가지 방법이 있지만 가장 좋은 것은 명상입니다. 명상은 몸과 마음 안에 내재된 능력을 이끌어내 삶에 더 충실하고 안정을 찾으며 목적의식을 갖고 깨어 있도록 도움을 줍니다. 어떤 사람은 명상을 '깨어나는 것'이라 하고 또 어떤 사람은 '우리 안에 있는 힘'을 깨달아 삶의 온갖 문제를 평화롭게 헤쳐 나가는 과정이라고 합니다.

명상하는 동안 창의적인 발상을 떠올리거나 깊은 통찰력을 발휘할 때 나타나는 뇌파가 세타파입니다. 즉, 명상을 하면 모종의 깨달음을 얻는 순간이 옵니다. 실제로 명상에 일가견이 있는 수행자들은 평소에도 원할 때마다 세타파를 경험합니다. 한마디로 명상은 건강을 되찾아 에너지 넘치는 삶을 살게 해줍니다.

스트레스는 몸 안의 세포가 건강하지 못하도록 만듭니다. 몸이 건강하려면 자연적인 치유 에너지가 몸 안에 활발히 흘러야 하는데 스트레스가 쌓일 경우 그 흐름이 막혀서 몸과 마음이 평온하지 못하고 기력을 잃기 때문입니다. 명상은 부정적인 생각과 스트레스를 만드는 감정의 뿌리를 찾아 해소하고 꿈과 희망, 용기를 갖게 해줍니다. 창조력과 잠재력을 일깨워 진정한 에너지를 갖게 해주는 것입니다. 몸 안의 세포는 이처럼 긍정적인 상태에서 왕성하게 활동하고 평온과 활력, 건강이 넘치는 세계와 소통합니다. 창조적이고 긍정적인 희망이 현실이 되는 것입니다. 단순히 신체만 단련한다고 건강해지는 것은 아닙니다. 마음의 에너지도 활력이 넘쳐야 젊고 건강한 것은 물론 슈퍼치유력인 자연치유력이 생깁니다.

정기적으로 명상을 하면 두 가지의 중요한 호르몬인 세로토닌과 멜라토닌이 분비되고 스트레스호르몬인 코르티솔은 억제됩니다. 명상은 매일 하는 것이 좋으며 최소한 규칙적으로 해야 휴식과 원기회복을 경험할 수 있습니다. 조금씩 하다 보면 몸이 급속도로 정화되면서 삶의 질이 향상된다는 느낌을 받습니다.

여기에 마이클 포셀 | Michael Fossel | 이 제안하는 하루 10분 R&R명상법을 소개하겠습니다. R&R은 휴식 | Rest | 과 원기회복 | Rejuvenation | 의 앞 글자를 딴 것으로 누구나 쉽게 할 수 있는 명상법입니다. 모두 3단계로 이뤄진 이 방법은 매일 10분 정도만 시간을 내면 됩니다.

1단계

조용한 장소, 평화롭고 안정적인 장소를 찾아 편안하게 앉습니다. 두 손을 다리 위에 올려놓고 두 눈을 감습니다. 입을 다물고 코로만 숨을 들이마셨다가 내쉽니다. 이때 오른손을 코 가까이 대고 약지로 왼쪽 콧구멍을 막은 뒤 오른쪽 콧구멍으로만 숨을 들이마시면서 1부터 7까지 천천히 셉니다. 이어 오른쪽 콧구멍을 오른손 엄지로 막은 뒤 숨을 멈추고 다시 7까지 셉니다. 그다음에 약지를 떼어내고 왼쪽 콧구멍으로 숨을 내쉬면서 1부터 14까지 셉니다. 이어 왼쪽 콧구멍으로 숨을 들이쉬면서 7까지 세고, 다시 양쪽 콧구멍을 막고 7까지 센 다음 오른쪽 콧구멍으로 숨을 내쉬면서 14까지 셉니다. 여기까지가 1단계이며 이것을 일곱 번 반복합니다.

2단계

1단계가 끝나면 잠시 쉬면서 3~4차례 정상적인 숨을 쉬고 다시 두 손을 다리 위에 올려놓습니다. 2단계는 깊은 숨을 들이마시면서 숨이 척추의 맨 아래쪽부터 시작해 하얀 빛의 공이 숨과 함께 척추를 타고 올라가는 광경을 상상합니다. 이때 숨이 뇌로 들어가는 순간 하얀 빛의 공이 확대되면서 두뇌 전체로 퍼진다고 상상합니다. 그다음에는 숨을 내쉬면서 공이 작아지게 만들어 척추를 타고 내려가 척추 아래 끝에 도달하는 상상을 합니다. 이처럼 하얀 빛의 공을 상상으로 움직이는 과정을 일곱 번 반복합니다.

3단계

깊은 내면으로 들어가는 단계입니다. 이때 몸 안에 점 하나를 정하는데 대개는 이마 중앙이나 두 눈 사이의 중간 지점, 가슴 한복판 등을 정합니다. 이 점이 바로 휴식 장소입니다. 숨쉬기에 집중하는 동시에 휴식 장소에 집중합니다. 이런저런 생각이 들더라도 숨을 내쉬면서 놓아버립니다.

R&R은 처음에는 2분 정도 해보고 차차 시간을 늘려 18~20분으로 전체 과정을 마칩니다. R&R은 잘못하려고 해도 잘못할 수 없는 명상법입니다. 오늘 겪은 문제나 최근의 고민거리가 떠올라도 괜찮습니다. 마음이 휴식 장소에서 자꾸 멀어지는 느낌이 들면 숨쉬기로 돌아가면 그만입니다. 어떤 날은 머리가 잘 비워지지만 또 어떤 날은 잡념을 떨치기 힘들 수도 있습니다. 어느 쪽이든 자신에게 좋은 일을 하는 것이며 효과도 보고 있는 것입니다. 아무리 바빠도 하루에 5~

10분은 투자해야 합니다. 미친 듯이 돌아가는 일상 속에서 잠깐의 차분함을 만끽하는 것만으로도 온갖 질병의 가능성을 낮출 수 있습니다.

스트레스를 극복하게 해주는 비타민과 미네랄은 칼슘, 마그네슘, 비타민B1, 비타민C, 비타민E입니다. 우리 몸에서 비타민C가 가장 풍부한 곳은 부신이며, 부신피질에서 방출하는 아드레날린과 코르티솔 생성에 필수적인 물질이 바로 비타민C입니다.

5. 효소
천연 촉매제인 효소의 작용 원리와 종류 이해하기

소화는 건강 유지를 위한 만능열쇠 중 하나입니다. 그리고 소화를 돕는 것은 간, 췌장, 소장에서 만들고 분비되는 효소입니다. 잘 먹는 것도 중요하지만 적절한 소화를 위한 환경은 더 중요한데, 이는 소화가 잘 되어야 섭취한 음식에서 영양분을 취할 수 있기 때문입니다.

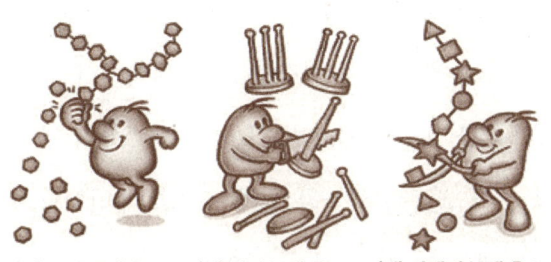

(가) 녹말 분해 효소   (나) 지방 분해 효소   (다) 단백질 분해 효소

소화 효소의 종류와 작용
효소의 화학 변화를 촉진하는 물질로 주로 단백질로 되어 있으며, 일정한 온도 범위 내에서 작용한다. 소화에 관여하는 효소를 소화 효소라고 하며, 각 효소마다 소화시키는 물질의 종류가 다르다.

효소는 우리가 섭취한 비타민과 미네랄을 몸이 사용하도록 돕고 호르몬을 합성 및 조절하며 면역체계 건강에 필수적인 역할을 합니다. 나아가 해독작용에도 도움을 줍니다. 간에서는 천연신진대사 촉진제로 알려진 담즙이 분비되므로 항상 간 기능을 최적의 상태로 유지해야 합니다. 음식을 먹으면 간은 즉시 소화에 필요한 준비를 시작합니다. 담낭에서 담즙이 흘러나오고 총담관을 통해 담즙이 배출되면 음식을 정상적으로 소화시킬 때 필수적인 역할을 하는 췌장효소가 활성화됩니다.

이러한 담즙과 췌장의 소화효소는 음식물 소화에 필요한 최적의 환경을 만들기 위해 위산과도 협조합니다. 예를 들어 담즙 분비가 불충분하면 적은 양의 췌장효소가 활성화되고 위장 역시 위산 분비량을 줄입니다. 기본적으로 충분한 양의 균형 잡힌 담즙 분비 없이 좋은 소화 기능을 유지하는 방법은 없습니다. 좋은 소화 기능을 유지하기 위해서는 음식을 꼭꼭 씹어 먹어야 합니다. 또한 하루 중 가장 든든한 식사는 소화액 분비가 가장 왕성한 점심식사 때 하고 소화액 분비가 급격히 감소하는 저녁 7~8시 이후에는 하지 않는 것이 좋습니다. 충분한 양의 담즙을 생산하는 데 필요한 에너지와 혈액을 위해 일찍 자는 습관과 균형 잡힌 식사, 천연재료로 만든 음식을 먹는 것도 중요합니다.

담즙은 담즙산, 담즙염, 콜레스테롤, 수분, 담즙색소로 구성되어 있으며 정상적인 양의 담즙 분비는 건강에 아주 중요합니다. 그 이유는 담즙이 췌장효소 생산을 촉진하고 지용성비타민의 소화, 운반, 흡수에 핵심적인 역할을 하기 때문입니다. 또한 췌장에서 나오는 리파아제와 함께 지용성영양소의 소화 흡수에도 도움을 줍니다. 독소를 대사하고 알칼리성으로 위에서 넘어오는 위산을 중화하기 위해 소장의 환경을 알칼리성으로 유지하는 것도 담즙입니다.

간에서 콜레스테롤을 만들 때 그 원료는 담즙산이며 콜레스테롤은 담즙산 덕분에 소화되어 혈류로 흡수됩니다. 콜레스테롤이 흡수되려면 작은 입자로 분해되어야 하는데 여기에 관여하는 것이 담즙산입니다. 이처럼 담즙산이 지방을 유화해야 지방의 흡수 표면적이 늘어나 췌장에서 분비된 리파아제가 지방을 대사하는 일이 더욱 용이해집니다. 더불어 담즙은 지질 운반체로서 흡수된 지방을 혈류를 통해 간으로 이동시킵니다.

프로테아제는 단백질을 잘게 부숴 아미노산이라는 분자결합체를 만드는데 이 아미노산이 몸을 이루는 모든 세포의 기본적인 성분입니다. 칼슘 이동에도 단백질이 필요하며 프로테아제 결핍은 칼슘 결핍을 초래해 골다공증이 발생합니다.

아밀라제는 탄수화물에 함유된 전분과 당분을 분해해 몸의 세포가 에너지원으로 사용하는 포도당을 만듭니다. 또한 죽은 백혈구를 소화합니다. 아밀라제가 부족한 사람은 염증이 생겼을 때 고름이 가득 차는 종기나 농양이 생기기 쉽습니다.

리파아제는 지질이나 지방, 콜레스테롤 및 중성지방을 분해합니다. 지방분해의 핵심은 유화 과정인데 먼저 물에 녹는 상태로 바꿔주어야 합니다. 큰 지방분자를 작은 지방분자로 분해하는 과정은 소장에서 이뤄집니다. 담즙과 리파아제는 중성지방을 유화하는데 리파아제가 결핍되면 소화되지 않은 지방이 몸의 여기저기에 축적되어 자연스럽게 체중이 증가합니다.

6. 호르몬
식욕호르몬과 스트레스호르몬의 원리 및 상관관계 이해하기

우리에게 잘 알려진 여러 가지 호르몬은 그 작용기전에 따라 크게

아나볼릭 | Anabolic | 호르몬과 카타볼릭 | Catabolic | 호르몬으로 나뉩니다. 아나볼릭호르몬은 우리 몸에 영양을 저장하는 호르몬으로 인슐린, 성장호르몬 등이 대표적입니다. 카타볼릭호르몬은 영양을 에너지화해서 태우는 호르몬으로 아드레날린, 노르아드레날린, 갑상선호르몬 등을 말합니다.

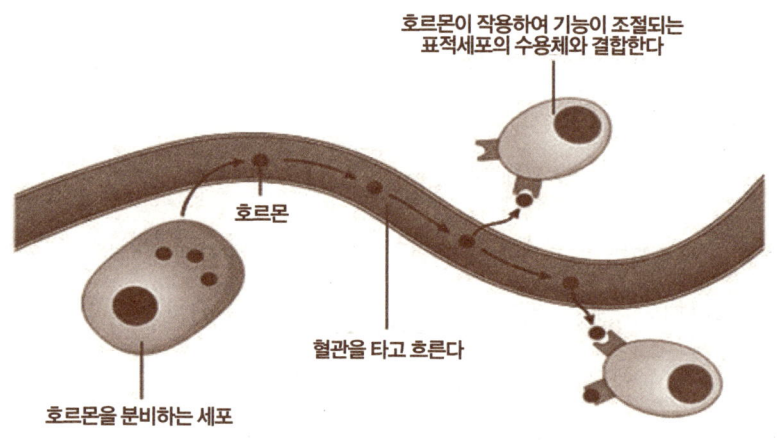

인슐린은 주로 혈관 안의 당을 포함한 영양소들을 세포 안으로 넣어 저장하는 역할을 합니다. 그런데 정상적으로 분비되는 인슐린이 여러 세포에 있는 인슐린수용체에 달라붙지 못해 인슐린 고유의 기능을 하지 못하거나 스트레스로 인해 탄수화물중독증이 일어나면 고혈당이 생깁니다.

이때 연이어 인슐린 분비가 일어나 남아도는 인슐린이 생기는데 이를 '인슐린저항성'이라고 합니다. 이것이 당을 지방으로 저장하는 탓에 뱃살이 생기며 이는 대사증후군으로 넘어가는 한 과정입니다. 주위에 배가 나온 사람은 이미 인슐린저항성이 시작되었다고 보면 됩니다. 그래서 인슐린은 비만호르몬 혹은 노화호르몬으로 불리기도 합니다.

급성스트레스 상태에서는 교감신경이 자극을 받아 시상하부에서 노르아드레날린이 분비되기 시작합니다. 부신수질에서는 아드레날린이 분비되어 혈관 수축이 일어나고 심박수가 증가하며 손발에 땀이 납니다. 이때 혈압이 오르며 간에서는 글리코겐의 분해물인 글루코스를 혈액으로 내보냅니다. 또한 아드레날린이나 노르아드레날린이 과립구를 활성화해 활성산소가 증가하고 면역력이 떨어집니다.

스트레스가 장기화하면 부신피질에서 코르티솔 분비가 증가하고 이것이 식욕억제호르몬인 렙틴의 기능을 무력화해 식욕이 증가합니다. 폭식과 과식은 탄수화물중독증, 인슐린저항성을 더욱더 강화합니다. 렙틴호르몬은 과식보다 배고픔에 더 민감해 배가 고플 때는 렙틴 수치가 크게 떨어지지만 과식했을 때는 수치가 많이 오르지 않습니다. 이것이 렙틴저항성이 많이 생기는 이유이자 과식을 하는 원인입니다. 나아가 만성스트레스로 코르티솔이 계속 분비되는 바람에 결국 부신에서 코르티솔이 고갈되면 만성피로가 나타납니다.

우리 몸에서 매일 생기는 암세포를 제일 먼저 없애주는 면역세포가 NK세포인데, 이 세포는 노르아드레날린과 코르티솔의 영향을 가장 많이 받습니다. 결국 스트레스는 노르아드레날린과 코르티솔의 영향을 받는 NK세포의 활성을 떨어뜨려 암세포가 암덩어리로 발전하게 만듭니다.

프로스타글란딘은 우리 몸에서 합성된 일종의 생리활성물질입니다. 이 호르몬은 우리 몸에서 염증반응을 조절하며 모든 세포에서 만들어집니다. 우리 몸에 세균이나 독소가 들어오거나 상처가 났을 때 면역세포가 전투를 벌이면서 발생하는 염증반응은 프로스타글란딘2계통의 활성화로 시작됩니다. 프로스타글란딘은 세 종류가 있는데 PG1계통과 PG3계통은 염증을 억제하는 항염증 작용을 하는 반면, PG2계통은 대체로 염증을 일으킵니다. 우리가 먹는 오메가-6지방산은 PG1, PG2를 만들고 오메가-3지방산은 PG3를 만들어 항염증 작용을 합니다. 만약 아연, 비타민A, 비타민C, 비타민B3 등이 있으면 오메가-6지방산이 PG1계통으로 바뀌어 항염증작용을 합니다.

현대인은 오메가-6지방산의 과다 섭취로 늘 염증을 유발할 수 있는 환경에 있으므로 오메가-3지방산과 비타민, 미네랄을 충분히 섭취해 오메가-6지방산이 PG1계통을 활성화하도록 해주어야 합니다. 또한 단순당을 과다 섭취하면 인슐린이 상승하는데 이는 오메가-6지방산이 PG2계통으로 전환되는 것을 촉진합니다.

만성스트레스를 받아도 부신이 위축되면서 만성피로가 생기고 스테로이드 분비량이 줄어들어 오메가-6지방산이 아라키도닉산으로 전환되는 것을 억제하지 못합니다. 이는 PG2계통을 촉진해 염증반응을 일으킵니다.

성장호르몬은 근육을 합성하고 지방을 분해하는 호르몬으로 '회춘호르몬'으로 알려져 있습니다. 이 호르몬은 깊은 숙면을 취해야 분비되며 일반적으로 밤 10시부터 새벽 2시 사이에 가장 많이 분비됩니다.

인슐린저항성을 개선하려면 근육을 키워야 하는데 이를 위해서는 충분한 단백질 섭취와 운동, 숙면으로 성장호르몬 분비를 촉진해야 합니다. 이것이 비만과 노화를 예방하는 최선의 방법입니다. 성장호르몬은 직접 주사로 맞는 방법도 있지만 아미노산을 포함한 단백질을 충분히 공급함으로써 성장호르몬 생산을 촉진하는 간접적인 방법도 있습니다. 성장호르몬이 증가하면 무엇보다 피부 탄력이 좋아지고 지방이 줄어들며 근육이 늘어납니다. 그러면 미토콘드리아 숫자가 증가하면서 살이 빠지고 여러 가지 대사가 개선됩니다. 저녁식사 후 잠자기 1시간 전에 성장호르몬 분비에 필요한 단백질 보충제를 섭취하면 많은 도움이 됩니다.

몸 안의 생체시계는 자연과 함께 24시간을 주기로 움직이며 잠을 자고 깨는 데는 두 가지의 중요한 호르몬이 관여합니다. 멜라토닌은 새벽 1시에서 3시 사이에 가장 왕성하게 분비되고 정오경에 가장 적게 분비됩니다. 멜라토닌을 분비하는 뇌의 송과선은 낮에는 세로토닌을 분비하고 밤에는 멜라토닌을 분비하며 분비된 멜라토닌은 갑상선호르몬 분비를 자극합니다. 이것은 체온을 조절하고 면역력에까지 영향을 미칩니다. 또한 멜라토닌은 수면주기를 조절하며 세포에게 지금이 몇 시인지 알려주는 생체시계 역할도 합니다. 그뿐 아니라 피부색의 톤을 결정하고 성적인 성숙을 자극합니다.

송과선에서 만들어지는 세로토닌은 밤과 낮의 리듬, 성 행동, 기억, 식욕, 충동, 공포, 자살충동 등에 강력한 영향력을 미칩니다. 이것은 주로 낮에 분비되고 육체적 활동과 당분 섭취로 더욱 활발히 분비됩니다.

7. 수면

수면리듬과 렘수면, 논렘수면을 이해하고 아침형 인간의 장점 살펴보기

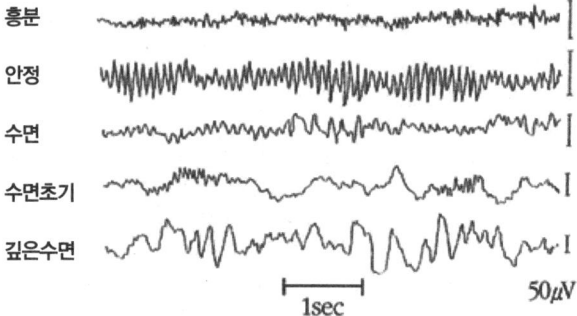

수면과 각성을 번갈아 불러내는 자율신경을 조절하는 것은 뇌입니다. 우리의 의식 활동은 연수, 뇌교, 중뇌를 거쳐 대뇌의 중앙에 있는 시상하부로 흘러들어가는 감각신경의 양에 좌우됩니다. 감각신경의 양이 많으면 대뇌의 활동이 활발하고 의식도 또렷한 반면 적으면 의식 수준이 낮아져 졸립니다. 수면이란 감각 자극을 가급적 적게 해 뇌에 휴식을 주는 신체활동을 말합니다. 사람의 수면은 2시간 간격으로 사이클이 있으며 자는 동안 그것이 몇 차례 반복됩니다. 한 사이클은 논렘수면인 얕은 잠, 조금 깊은 잠, 깊은 잠과 렘수면 | 꿈을 꾸는 수면 | 으로 이루어져 있습니다.

논렘수면 시간은 1시간 30분 정도로 뇌가 휴식을 취하는 상태이며 이때 호흡과 혈압이 점점 내려갑니다. 얕은 잠은 잠자리에 들기 전에 꾸벅꾸벅 조는 상태를 말하며 대개 몇 분 정도 지나면 잠을 잡니다. 일단 잠이 들면 2회째 사이클부터는 얕은 잠이 반복되지 않습니다.

조금 깊은 잠은 잠들기 시작한 후 20~30분 이어지는데 이 상태에서는 아주 작은 소리에도 눈을 뜹니다. 깊은 잠은 40~50분 이어지며 이때는 코를 비틀어도 눈을 뜨지 않을 정도입니다. 심한 외부자극으로 잠에서 깨어나도 수면과 각성 사이의 간극이 커서 10분 이상 의식이 몽롱한 상태가 이어집니다.

렘수면은 몸은 잠들어 내장이 휴식을 취하고 뇌는 깨어 있는 상태라 여러 가지 신체 기능을 조절하며 약 30분간 이어집니다. 이러한 렘수면은 2회째 사이클에서는 30~35분, 3회째는 40분 정도로 사이클을 거듭할 때마다 5분씩 늘어납니다. 렘수면 상태에서 갑자기 깨우면 대개는 꿈을 꾸고 있었다고 말합니다. 몸은 쉬고 있어도 뇌가 활동하고 있는 것입니다.

렘수면이 끝날 즈음 잠에서 깨는 것이 가장 좋으며 생리적으로도 한 사이클이 끝날 무렵 눈을 뜨는 것이 가장 이치에 맞습니다. 한 사이클은 2시간 정도로 하룻밤에 몇 번씩 반복됩니다. 4사이클이면 8시간, 3사이클이면 6시간의 수면입니다. 그때그때의 상태에 따라 다르겠지만 수면시간은 6~8시간이 가장 적당합니다. 5시간, 7시간 같은 홀수 시간보다는 짝수 시간의 수면이 좋으며 일반적으로 늦어도 11시 이전에 잠들고 5시 이전에 일어나는 것이 가장 좋은 수면이라고 합니다.

성장호르몬은 밤 10시부터 새벽 2시 사이에 가장 활발히 분비되며 간의 해독작용도 자정에서 밤 2시 사이에 일어납니다. 낮잠은 눕기보다 의자나 벽에 기대 얕은 잠과 조금 깊은 잠을 약 30분 자는 것이 가장 좋습니다.

최고의 휴식은 숙면을 통해 이루어집니다. 적당한 운동과 자기 전 약 40도의 미지근한 물에 15분 정도 몸을 담가 부교감신경 우위의 릴렉스 상태를 만들면 숙면에 도움이 됩니다. 너무 뜨거운 물로 목욕하면 교감신경이 흥분해 뇌가 다시 예민하게 활동하므로 오히려 수면을 방해합니다.

8. 운동

유산소운동보다 무산소운동이 필요한 시대에 근력운동의 필요성과 중요성 이해하기

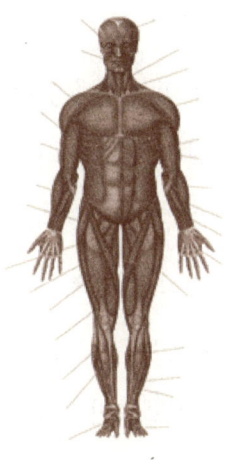 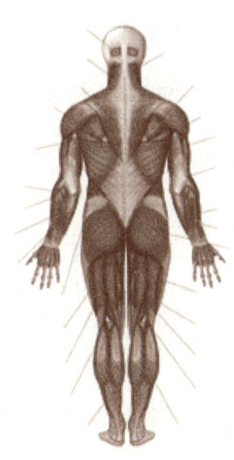

식습관, 생활습관과 더불어 건강관리를 위해 꼭 필요한 것이 운동입니다. 물론 운동의 중요성은 누구나 알고 있지만 그것을 꾸준히 실천하는 사람은 많지 않습니다. 꾸준한 운동은 재테크보다 중요한 습관이며 노후대비에도 반드시 필요합니다. 특히 대사증후군이나 생활습관병에 걸린 경우 운동이 필수적인데, 이는 인체를 움직여 활동할

경우 몸 구석구석에 쌓인 코팅된 지방이 분해되면서 찌꺼기까지 끄집어내 청소할 수 있기 때문입니다.

무엇보다 운동에도 원칙이 있다는 것을 알아야 합니다.

운동은 동네를 산책하는 정도의 가벼운 운동이 아니라 땀이 날 만큼 격한 운동을 해야 효율적입니다. 주3회 이상 운동하는 노인은 알츠하이머병 발병률이 40퍼센트까지 감소한다는 연구 결과도 나와 있습니다.

젊음을 유지하려면 신체가 쇠퇴하는 것보다 빠른 속도로 회복시켜야 하는데, 운동은 노화에 대항하는 최고의 수단입니다. 운동을 하면 근육과 뼈가 강해지고 혈관 속에 효소와 단백질이 가득 차며 염증이 회복되면서 몸 전체가 회복됩니다. 또 심장이 튼튼해지고 두뇌에 혈액이 더 잘 돌며 심장과 순환계의 기능을 높여주고, 혈관이 유연해지고 신체기관들은 영양소를 더욱 풍부하게 섭취합니다. 그중에서 최고의 효과는 체열을 생산해서 면역계가 강화되고 텔로미어의 길이가 보존되는 것입니다.

최대 효과를 내는 운동 프로그램은 격렬한 무산소 운동, 가벼운 운동, 유산소 운동을 적절히 배합한 것입니다. 조깅, 트레드밀, 요가 같은 유산소 운동은 손쉽게 하는 편이지만 무산소 운동의 원리와 원칙을 알고 하는 사람은 많지 않습니다. 무산소, 즉 산소가 없다는 것은 근육 안에 저장된 에너지인 글리코겐을 사용해 순간적으로 강력하게 근육을 움직이는 것을 말합니다. 이때 부산물로 젖산이 분비되는데, 격한 운동을 하면 근육이 타는 듯한 느낌이 드는 이유가 여기에 있습니다.

　순간적으로 격한 운동을 하면 젖산이 축적되고 좀 더 가벼운 운동으로 넘어가면 신체가 회복되면서 심장과 허파가 모자란 산소를 들이마셔 젖산을 분해합니다. 이 과정을 번갈아가며 반복할 경우 몸에서 새로운 모세혈관이 생성되고 산소를 근육에 공급하는 능력이 향상됩니다. 그 결과 신체 곳곳의 근육이 튼튼해지고 심혈관도 강해집니다. 근육은 크고 작은 것을 합쳐서 약 600여개가 존재하며 그중에 70퍼센트이상은 배꼽을 기준으로 아래쪽에 존재하기에 '노화는 다리부터 시작된다'고 하는 것입니다. 남성의 경우 근육이 체중의 약 45퍼센트, 여성은 체중의 약 36퍼센트를 차지하므로 인체에서 가장 큰 기관입니다. 하체근력의 정도를 일상에서 가장 잘 판단하는 방법은 보행속도로 노화가 될수록 보행속도가 느려지게 됩니다.

　근육에는 속근 섬유, 지근 섬유, 근력-지구력 섬유가 있습니다. 지근 섬유는 하루 종일 지방과 공기를 태우고 우리가 일상생활을 하는데 필요한 에너지를 공급합니다. 이것은 레크리에이션 운동가들이 주로 사용하는 유형입니다. 주로 당분을 태우는 속근 섬유는 크레아틴 같은 단기적인 에너지 공급원을 저장하고 지방은 거의 태우지 않지만, 회복기에는 지방을 태우도록 중요한 자극제 역할을 합니다. 이

속근 섬유는 격정적이고 빠르며 아주 강하면서도 급속한 반작용이 필요할 때 가동됩니다. 근력-지구력 섬유는 당분과 지방을 모두 태워 에너지를 냅니다. 이 섬유는 운동할 때 편안한 상태부터 가장 힘든 상태까지 강도를 높이고 유지하게 해줍니다.

격한 운동으로 빠르고 강력한 움직임을 키워주는 속근 섬유를 단련하고, 가벼운 운동으로 지구력을 높여주는 지근 섬유를 단련하며, 둘 사이를 왔다 갔다 하면서 근력-지구력 섬유를 단련하는 것이 좋습니다. 지근 섬유 중심으로 운동을 하면 그 근육만 효과가 있으나 속근 섬유 중심으로 운동을 하면 지근 섬유와 근력-지구력 섬유 모두를 자극해 몸이 활발히 움직입니다. 즉, 짧은 시간 동안 강한 운동을 하면 간과 근육에 저장된 글리코겐을 에너지원으로 사용하며 지방을 태우지는 않습니다. 대신 운동이 끝나면 줄어든 글리코겐을 보충하기 위해 지방을 대사 및 연소하는 일을 24시간 지속합니다.

현대인은 성장호르몬이 분비될 정도로 큰 힘을 쓸 일이 거의 없고 나이가 들면서 속근 섬유를 사용할 일도 없습니다. 이 경우 속근 섬유가 퇴화하는 게 아니라 잠들게 되므로 운동을 통해 속근 섬유를 깨워야 합니다.

짧고 강한 무산소 운동의 또 다른 장점은 성장호르몬입니다. 성장호르몬은 세포의 젊음을 유지해주고 지방 연소와 근육 증가를 도우며 지방을 줄이는 작용을 합니다. 성장호르몬은 주로 운동을 통해 분

비됩니다. 그렇다고 모든 운동에서 분비되는 게 아니라, 노력 수준 | 운동하는 순간에 사용하는 힘의 크기를 자신이 낼 수 있는 최대의 힘의 크기로 나눈 비율 | 90퍼센트 이상으로 8~10초간 격렬하게 운동하거나 70~80퍼센트로 20~30초간 운동했을 때 분비됩니다.

운동을 마치고 나면 보통 2시간 동안 성장호르몬 수치가 높아지고 대사 작용이 활성화되는데, 그것이 24시간 이상 유지됩니다. 심박수를 최고 심박수의 70퍼센트 수준으로 유지하면서 한 시간 동안 유산소 운동 | 심폐 강화 운동 | 을 해도 성장호르몬은 제대로 분비되지 않습니다. 그보다는 짧고 굵게, 즉 단시간 내 고강도 운동을 해야 합니다. 운동이 끝난 뒤에도 강력한 대사 작용이 지속되므로 열량 소비가 늘어나고 성장호르몬까지 분비되어 엄청난 양의 지방을 연소하게 됩니다.

고강도 운동, 저항 운동을 할 때는 반드시 준비운동과 워밍업이 필요하며 가장 주의해야 할 것은 자세와 기구 사용법입니다. 저항 훈련은 신체의 각 부위 | 어깨, 가슴, 등, 이두근, 삼두근, 복부, 하체 등 | 를 움직이게 하는 일곱 가지 기본동작을 모두 포함해야 합니다. 일곱 가지 기본동작이란 팔굽혀펴기, 스쿼트, 크런치, 이두컬, 삼두딥스, 런치, 그립스퀴즈를 말합니다.

사이클 혹은 러닝머신이 저항 훈련이나 웨이트트레이닝의 워밍업이 될 거라는 생각은 큰 오산입니다. 유산소 운동만으로는 고강도 운동에 쓰이는 관절이나 근육을 활성화할 수 없습니다. 그래서 먼저 가벼운 중량으로 최소 서른 번 이상 반복 운동을 해서 근육과 관절이 저항 운동에 적응하게 한 다음, 중량을 높여 열다섯 번 정도 반복 운동을 해야 합니다. 그 다음으로 열 번 이하의 반복 운동이 가능할 정도로 중량을 높여 반복 운동을 합니다.

덤벨, 바벨 또는 저항 도구를 사용할 때는 동작을 8~12회 반복할 수 있는 한도 내에서 가장 무거운 것을 선택합니다. 운동에서는 운동량보다 강도를 높이는 것이 더 중요합니다. 그래야 근육이 가장 많이 수축하는데 한 세트를 마칠 무렵에는 근육이 타는 듯한 느낌을 받아야 합니다. 그 무게로 같은 동작을 세 세트를 반복하되, 한 세트가 끝날 때마다 잠깐씩|60초 이하| 쉬면 근육에서 분비되는 호르몬이 최고치에 달합니다.

저항 훈련은 이틀 연속으로 하지 않는 것이 좋습니다. 손상된 근육이 회복되는 한편 근육이 더 늘어나고 강해지려면 충분한 휴식이 필요하기 때문입니다. 저항 훈련을 한 번 했으면 최소한 하루는 쉬어야 합니다.

배는 나오는 것이 아니라 처지는 것이며 뱃살은 집어넣는 게 아니라 끌어올리는 것입니다. 요즈음 많이 유행하는 요가는 수천 년에 걸쳐 증명된 운동으로 유연성, 근력, 균형감각을 높이고 명상 없이도 스트레스를 해소해주는데 그중에서도 허리근육 강화에 가장 효과적입니다. 그러나 허리통증이 있다고 무조건 요가부터 하면 안 됩니다. 오히려 허리에 더 큰 압력이 가해져 허리 상태가 악화될 수 있습니다. 저명한 요가 강사 배런 뱁티스트는 다음과 같이 말했습니다.

"우리는 스트레스를 스펀지처럼 받아들이는데, 이 스트레스는 에너지의 흐름을 막습니다. 제대로 된 요가를 하면 그 스펀지를 짜내 마음이 깨끗해지고 일상의 독소와 압박감으로부터 자유로워집니다."

요가는 몸이 유연하지 않은 사람도 적은 움직임으로 많이 움직인 것과 똑같은 효과를 볼 수 있습니다. 반대로 유연한 사람일수록 더 많이 굽히고 크게 움직여야 효과를 볼 수 있습니다.

스트레칭은 무병장수의 필수요소입니다. 이 운동은 근섬유를 사용하므로 운동할 때 더 큰 동작을 취할 뿐 아니라 심박수를 높이고 열량을 더 소비하게 해주어 결과적으로 살이 빠지는 효과를 냅니다. 여기에다 동작의 폭을 넓히면 균형 감각이 좋아져 나이가 들어도 잘 넘어지지 않습니다. 스트레칭을 통해 근육 내 혈류가 증가하면 혈액순환도 활성화되고 자세도 교정됩니다. 나아가 신체의 가동성이 높아지고 몸을 움직이는 범위가 늘어나면 일상에서의 움직임이 수월해집니다.

요가와 필라테스는 최근 엄청난 인기를 누리는 스트레칭의 일종입니다. 주기적인 스트레칭을 포함한 운동을 매일 조금씩이라도 해서 몸을 최대한 늘이고 뻗고 구부리는 것이 활기찬 하루를 만들어줍니다. 이러한 스트레칭에는 목 돌리기, 어깨 스트레칭, 풍차 스트레칭, 종아리 아킬레스건 풀기, 앞으로 굽히기, 발과 발목 스트레칭, 사두근 스트레칭 등이 있습니다.

운동을 적당히 하면 면역계통이 가장 적합한 상태로 유지되지만, 지나치게 많이 하거나 너무 적게 하면 오히려 면역력이 떨어질 수 있습니다. 건강관리에는 교감신경과 부교감신경의 균형, 뇌·면역·내분비계통의 균형, 적당한 운동 균형을 유지하는 것이 중요합니다.

또한 충분한 영양 공급도 중요한데 양질의 단백질과 비타민, 미네랄, 항산화제 등을 넉넉히 먹어야 합니다. 운동하기에 가장 좋은 시간은 오전 6~10시와 오후 5~6시입니다.

9. 노화 & 항노화
타임 스케줄을 따라가기보다 내가 만드는 항노화 방법 이해하기

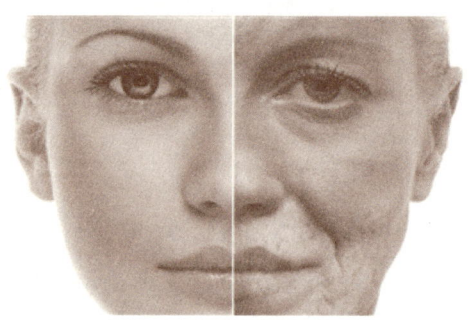

노화란 나이가 들어 세포 기능이 떨어지면서 나타나는 여러 가지

현상을 말합니다. 나이는 크게 삶을 대하는 태도 및 자세에 따른 정신적인 나이|정신연령. 심| 와 눈으로 보고 확인할 수 있는 젊음과 관련된 미용적인 나이|미| 그리고 혈관, 뼈, 내장, 근육, 관절 등의 상태에 따른 신체적 나이|체| 로 나뉩니다. 신체적 나이중에서 '노화는 하체로부터 오며, 혈관으로부터 온다'고 이시하라 유미박사는 이야기 합니다. 사람은 원래 120세까지 생존이 가능하지만 후천적인 식습관, 생활습관 등의 영향에 따라 수명이 결정됩니다. 수명은 선천적·유전적 요인이 30퍼센트, 후천적 요인이 70퍼센트 관여하는 것으로 알려져 있습니다. 이시하라 유미박사에 의하면 일본에서 100세이상 장수인들의 비결을 연구해본 결과 음식|소식을 원칙으로 과식과 편식을 하지않는다|, 운동|몸을 움직인다. 걷기|, 마음|슬픈일을 생각하지 않으며 감사하는 마음을 갖는다|, 잘 말하고 잘 웃는다는 후천적인 요인이 대부분을 차지한다는 것을 알 수가 있었다고 합니다.

  나이가 들면서 머리카락이 빠지고 백발로 변하며 하루에 10만 개씩 뇌세포가 감소해 기억력이나 뇌기능이 떨어집니다. 피부는 탄력을 잃어 주름이 생기고 퇴화한 흉선의 기능이 떨어지면서 면역기능이 저하|특히 헬퍼T세포 기능 저하| 되어 병에 걸리기 쉬워집니다. 또 혈관벽이 굳고 혈액 통로가 좁아지며 뼈에 골량이 감소해 골다공증이 생깁니다. 남성은 발기력과 남성호르몬이 감소하며 여성은 폐경기에 여성호르몬이 급속히 감소합니다.

이른바 노인 냄새로 알려진 것은 노네나르라는 물질의 냄새로 산화된 오랜 기름 냄새를 말합니다. 이는 활성산소가 피지의 지방산에 작용|안드로겐 작용|해 지방산의 과도한 산화로 과산화지질이 발생하면서 냄새가 나는 것입니다.

항노화와 관련해 건강의 주요 관심사는 체중 증가, 활력 감소, 근육 위축, 활동성 감소, 질병 발생률 증가, 주름살 증가, 우울증, 시력 저하 등이 있습니다. 시대와 장소를 불문하고 최고의 관심사는 로맨스와 섹스지만 그에 버금가는 관심사가 바로 불로불사와 불로장생입니다.

우리는 누구나 태어나는 순간부터 죽음을 향해 나아가는 삶을 살아갑니다. 가장 확실한 것은 사람은 누구나 죽는다는 사실이며, 가장 불확실한 것은 언제 죽을지 아무도 모른다는 것입니다. 세상을 떠나기 전에 대다수가 맞닥뜨리는 것이 노화입니다. 노화의 원인은 여러 가지로 알려져 있는데 **첫째는** 활성산소|프리래디컬|가 세포의 변형 및 퇴화를 일으켜 세포의 노화가 진행된다는 것입니다. **둘째는** 성장호르몬, 남성호르몬, 여성호르몬의 변화와 면역 저하 때문이라는 가설입니다. **셋째는** 유전자의 변이입니다. **넷째는** 생사는 태어날 때부터 프로그램화되어 있다는 시계생존설입니다.

성장호르몬은 어린이와 청소년기에 최대로 분비되는데 20세 이후부터는 10년에 14퍼센트씩 감소하고 60세가 되면 75퍼센트 정도 감소합니다. 대뇌의 뇌하수체 전엽에서 생성되는 성장호르몬은 단백질을 재료로 쓰며 여기에는 191개의 아미노산이 활약합니다. 성장호르몬은 근육, 머리카락, 간, 심장 등 나이가 들면서 줄어드는 신체기관을 회복시키고 체지방을 줄입니다. 또 신체 에너지, 성 기능, 심박출량을 높입니다. 그뿐 아니라 좋은 콜레스테롤을 늘리고 나쁜 콜레스테롤을 줄이며 시력과 기억력 향상, 주름 감소, 혈압 정상화, 피부 탄력을 돕습니다. 이러한 성장호르몬이 결핍되면 우울증과 불면증이 생기고 심폐 기능 감소, 복부 비만, 근육량 감소, 피부 노화, 발기부전, 성욕 감퇴 현상이 나타납니다.

성장호르몬을 보충해주는 치료에는 두 가지가 있습니다. 하나는 외부에서 성장호르몬을 인위적으로 보충해주는 직접요법입니다. 다른 하나는 부족해진 성장호르몬을 다시 정상적으로 분비하도록 성장호르몬촉진제 | 아미노산제제 | 를 사용하는 간접요법입니다.

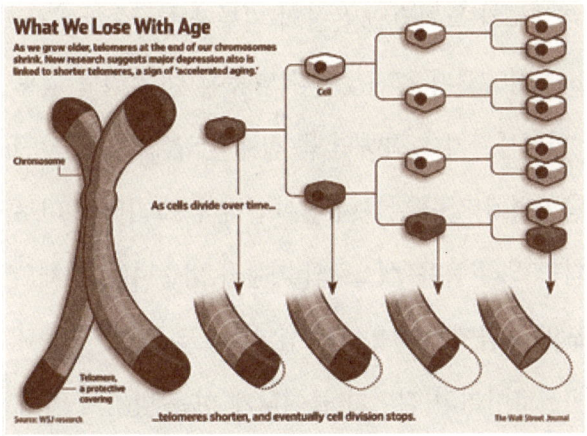

그런데 2009년 노벨의학상을 수상한 텔로미어 이론이 입증되자 얘기가 달라졌습니다. 노화, 죽음, 수명, 그 외에 모든 것의 근원이 명백하게 드러났기 때문입니다. 염색체 끝부분에 존재하는 텔로미어만 제대로 보존하면 다시 말해 텔로미어가 짧아지거나 손상되지 않고 길이를 유지하면 100세, 120세는 물론 언제까지나 생생하게 살 수 있습니다. 텔로미어는 염색체와 DNA가 닳아 없어지는 것을 막아주며 세포가 정상적인 기능을 하도록 해줍니다. 이것은 DNA의 끝부분에 존재하는데 세포분열이 일어날 때마다 짧아지며 너무 짧아지면 세포분열을 할 수 없어 죽음을 기다리거나 질병과 노화에 이르게 됩니다. 즉, '텔로미어가 짧아지면 노화가 오는' 것입니다.

태어날 때부터 텔로미어가 너무 짧은 사람은 '선천성 조로증' 증상이 나타납니다. 세포는 늙으면 더 이상 스스로를 유지·보수할 수 없고 분열로 새로운 세포를 만들 수도 없는데, 이를 '세포 노화'라고 합니다. 피부세포가 노화되면 온몸의 피부가 쭈글쭈글해지고 세균이나 바이러스에 취약해져 검버섯이나 염증에 잘 걸리고 멍도 쉽게 듭니다. 만일 면역세포가 노화하면 몸 전체가 약해지고 심부전 등의 심장병이나 당뇨병에 걸릴 확률이 높아집니다. 그러다가 너무 많은 세포가 노화되면 우리 몸은 스스로의 기능을 멈춥니다. 인체의 노화와 사망은 세포의 노화에서 비롯되는 셈입니다.

이러한 텔로미어의 길이가 늘어나게 하는 방법이 질병 예방과 항

노화의 지름길입니다. 식습관과 생활습관의 변화, 규칙적인 생활, 운동 | 하루 12,500보 이상 걷기 | , 충분한 영양 공급이 텔로미어의 길이를 늘려줍니다. 또한 성장호르몬이 많을수록 텔로미어도 길어집니다. 이처럼 텔로미어의 길이가 늘어나게 하는 방법을 '유전자 개조 프로젝트'라 할 수 있습니다. 이 텔로미어는 텔로머라제라는 효소의 작용으로 길이가 길어집니다. 그런데 체세포는 생식세포와 달리 텔로머라제를 생산해내지 못합니다.

노화를 일으키는 4대 주범은 산화, 염증, 당화 반응, 비정상 메틸화입니다. 산화는 프리래디컬이 유발하며 특히 DNA에는 프리래디컬에 의한 손상에 예민한 부위가 있습니다.

염증은 노화의 두 번째 주범입니다. 염증은 체내에서 조용히, 만성적으로 암암리에 활동하며 별의별 중병을 다 일으킵니다.

노화의 세 번째 주범은 당화 반응입니다. 당화 반응을 유발하는 물질은 당분으로 당분이 몸에 들어오면 당화 반응을 거칩니다. 당화 반응이란 당 분자가 단백질이나 지방 분자에 달라붙는 화학반응으로 세포막의 탄력을 떨어뜨리고 심한 경우 세포가 죽게 만듭니다. 또한 당화 반응이 일어나면 당화반응최종산출물 | ADGEs-ADvanced Glycation End products | 이라는 물질이 형성됩니다. 이 물질이 온몸에 누적되면 만성적 염증을 일으키고 거의 모든 조직을 손상시킵니다. 이는 당분이 잔뜩 들어 있는 음료수를 바닥에 쏟고 그대로 두면 끈끈한 찌꺼

기가 남는 것과 같습니다.

노화의 네 번째 주범은 비정상 메틸화입니다. 메틸화는 메틸기가 다른 분자들과 결합하는 화학 반응으로 중금속을 몸 밖으로 내보내는 기능을 하기 때문에 인체에 유익하다고 알려져 있습니다. 특히 산화를 막고 텔로미어의 길이를 늘어나게 합니다. 하지만 정상적인 메틸화가 이루어지지 않으면 자궁경부암, 대장암, 동맥경화증, 심장질환, 뇌졸중, 알츠하이머병 등을 유발합니다.

항노화에 좋은 건강기능식품으로는 1단계로 뇌에 좋은 영양제인 오메가-3지방산, 아세틸-L-카르니틴│ALCAR│, 안토시아닌, N-아세틸시스테인│NAC│ 등이 있습니다. 오메가-3지방산은 생선기름에 많이 들어 있으며 뇌의 노화를 막아주는데 주로 DHA, EPA로 구성되어 있습니다. 또한 혈관 내에서 항염증 작용으로 혈관 노화를 막아주며 세포 내에서는 DNA와 염색체 활동에 열성적으로 작용합니다.

특히 암을 유발하는 유전자를 억제하고 건강한 유전자가 작동하도록 돕습니다. 그밖에 오메가-3지방산은 다양한 정신질환을 치료하는 데도 쓰입니다. 인체 내에서 합성되지 않아 반드시 식품을 통해 섭취해야 하며 하루 2회 3,000밀리그램씩 섭취하는 것이 적절합니다. 오메가-6지방산은 오메가-3지방산과는 달리 염증을 유발하기 때문에 많이 섭취하지 않아야 합니다.

아세틸-L-카르니틴은 간과 신장에서 자연적으로 합성되는 영양소로 지방을 태워 에너지를 만드는 데 중대한 역할을 합니다. 근육에 이 영양소가 충분하면 에너지 생성에 포도당뿐 아니라 지방과 단백질도 쉽게 사용할 수 있고, 근육 알배기의 주범인 젖산이 줄어들며 쓰고 남은 포도당을 글리코겐으로 저장하도록 돕습니다. 또한 두뇌와 신경계가 올바르게 작용하도록 하는 아세틸콜린의 생성을 도우며 노화, 알코올 중독, 알츠하이머병에도 효험이 있습니다. 손상된 미토콘드리아를 수리 및 강화해 에너지 생산을 돕는 역할도 합니다. 그뿐 아니라 근육과 골량을 증가시키고 성욕을 높이는 테스토스테론이 더 많이 분비되게 합니다.

안토시아닌은 유서 깊은 면역증강제로 노화 방지 플라보노이드의 일종이지만 다른 종류와 달리 당과 결합하지 않습니다. 이것은 노화 방지, 콜레스테롤 수치 하락, 시력 회복, 면역력 강화, 심장 건강 향상, 세균 및 바이러스 감염 증세 완화 등의 기능을 합니다.

N-아세틸 시스테인ㅣNACㅣ은 몸 안에서 일련의 화학 작용을 일으켜 우리 몸의 독소를 해독하는 글루타티온입니다. 글루타티온은 스트레스, 공해, 방사선, 약품, 감염, 노화, 부상, 화상 등으로 손상된 신체를 수리합니다. 또한 프리래디컬을 없애고 세포의 기능을 원활하게 해줍니다. '자가소화작용' 과정을 통해 죽어가는 혹은 이미 죽은 세포를 소화해 그 안의 단백질 성분을 빨아들이는 것입니다. 그밖에 미토콘드리아가 건강하게 활동하도록 해줍니다. 미토콘드리아가 세

포의 엔진이라면 글루타티온은 엔진오일이라고 할 수 있습니다.

 2단계는 세포 재생을 돕는 제품입니다. 여기에는 세포를 새 것처럼 탄력 있게 해주는 코엔자임Q10, 텔로미어 길이의 단축 속도를 현저히 줄여주는 L-카르노신, 머릿결을 부드럽게 만드는 알파리포산｜ALA｜, 세포막의 필수요소이자 스트레스호르몬인 코르티솔의 활동을 억제하는 포스파티딜세린｜PS｜, 혈관과 기관지를 상쾌하게 만들어주는 비타민D가 있습니다. 이시하라 유미박사에 의하면, 무병장수의 비밀은 근채류에 있기에 당근, 우엉, 참마, 생강등의 섭취습관을 가져야 한다고 합니다. 또한 장수유전자인 시르투인유전자를 활성화시키기 위해서는 약 7주동안의 칼로리제한이 필요하거나 포도와 포도주에 들어있는 레스베라트롤이라는 피토케미칼의 섭취가 필요하다고 합니다.

10. 비만 & 다이어트
건강관리의 원칙만 정확히 지키면 해독 다이어트가 정답이다

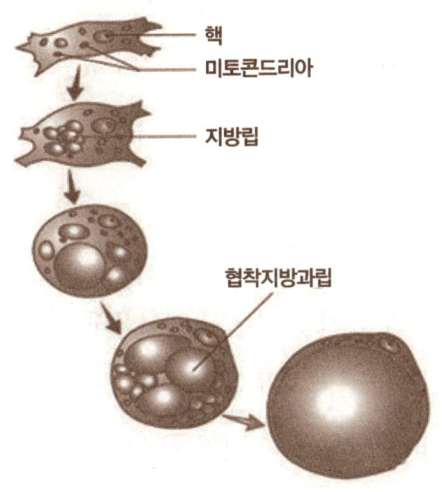

원래 다이어트는 '건강한 체형을 만들기 위한 식사'라는 의미였습니다. 비만을 방지할 뿐 아니라 과도하게 살이 빠지는 것을 막기 위한 식사요법이 바로 다이어트입니다. 날씬한 모델이 미의 기준이던 시기도 있었고, 식욕억제제의 등장으로 지나친 다이어트의 위험성이 대두된 시기도 있었습니다. 이후 운동하는 다이어트 시대가 열리고 다이어트와 더불어 안티에이징이라는 개념이 등장하면서 '건강하고 젊게 오래 사는 것'을 실현하기 위해 체중관리가 필수인 시대가 되었습니다.

체중이 불어나는 것은 소화 기능 이상과 신진대사장애, 독성 중독이 있음을 알려주는 신호입니다. 먹는 만큼 소비하면 인체는 절대 살이 찌지 않습니다. 살이 찐다는 것은 섭취, 소비, 배설이라는 삼박자에 문제가 생겼음을 의미하며 이 중에서 가장 큰 비중을 차지하는 것이 신진대사를 통한 소비입니다. 신진대사 활동이 부족해 미토콘드리아의 수가 늘어나지 않으면, 남아도는 포도당을 저장 및 관리하기 위해 지방이 형성되면서 살이 찝니다.

1999년 매사추세츠 공과대학의 레너드 개런티 교수 그룹이 발견한 장수 유전자 '시르투인'처럼 칼로리 제한으로 활성화되는 유전자의 존재도 확실해졌습니다. 시르투인은 공복 상태에서 손상되거나 병든 세포를 회복시켜주는 것으로 알려져 있습니다. 즉, 영양 균형을 유지하면서 소식을 하면 시르투인 활동이 활발해진다고 합니다. 1일1식, 1일2식이 좋다고 주장하는 사람들도 있고 심지어 1일5식을 권하는 사람도 있습니다.

그러나 영양학적 관점에서 근육을 많이 사용하는 육체노동자는 하루 세 끼 식사를 원칙으로 하되 아침은 왕 같이, 점심은 왕자 같이, 저녁은 거지처럼 먹는 게 좋습니다. 앉아서 일하거나 정신적 활동을 하는 정신노동자는 하루 두 끼 식사를 기본으로 아침은 왕 같이, 점심은 왕자 같이 식사를 하는 것이 바람직합니다. 세 끼를 원할 경우 저녁은 완전 소화가 이뤄지는 과일식 위주가 좋습니다.

저녁 이후에는 '완전 소화'를 목표로 하는 것이 비만을 막고 건강해지는 비결입니다. 만약 과식이나 간식, 야식으로 완전 소화가 이뤄지지 않으면 음식물 부패로 독소가 생겨 우리 몸에 나쁜 영향을 미칩니다. 특히 소화되지 않은 단백질은 대장과 직장에 폴립을 만들고 이것이 악성화될 경우 암이 생깁니다.

지금은 영양학적, 의학적 근거를 가지고 다이어트를 하는 시대입니다. 그 대표적인 예가 1990년대 후반에서 2000년대 초까지 미국에서 인기를 끈 일명 '황제 다이어트'인 애킨스 다이어트가 있습니다. 로버스 애킨스가 제안한 이 방법은 고단백질 식품만 먹고 탄수화물 식품은 피하는 다이어트로 당지수가 낮은 식품 위주로 섭취하는 '저인슐린 다이어트', 운동량에 따라 음식물 섭취를 조절하는 '웨이트 워처스 다이어트' 등이 있습니다.

하지만 당질 제한 단백질 다이어트를 지나치게 하면 단백질의 대사물질인 요소가 증가하고, 결국 요소가 요산으로 전환되는 양이 늘어 통풍을 유발합니다. 요소가 몸에서 배출될 때, 체내 칼슘도 함께 배출되어 칼슘 부족 현상도 일어나고 그 부족 현상을 메우고자 뼈에서 칼슘이 빠져나오면서 골다공증이 생기기도 합니다. 조만간 개인정보에 근거한 다이어트, 즉 유전자 해석에 따른 다이어트 시대가 열릴 것으로 보입니다.

여성의 경우 37~38세는 피부 노화의 전환점으로 여성호르몬이 감소하기 시작하면서 확연히 생기를 잃습니다. 이후 51세 전후로 폐경이 찾아오면 2차 피부 노화와 체형 변화가 급속도로 진행되어 웨스트, 바스트, 힙의 경계가 무너집니다. 확실한 체중 증가와 피부 노화는 폐경 이후 1~2년 뒤에 찾아옵니다. 이러한 여성호르몬의 특성을 모르면 다이어트에서 성공하기가 어렵습니다.

여성호르몬은 콜라겐 생성을 돕고 골밀도를 유지하며 콜레스테롤을 조정합니다. 또한 기억력과 정신 안정, 체형 유지를 돕습니다. 여성호르몬은 잘록한 허리와 관련이 있고 탄력 있는 몸매를 만드는 근원이라 '쉐이프호르몬'이라고 부릅니다. 피부 혹은 머리카락에 탄력과 윤기를 주고 병을 예방하며 뇌 기능과 관계가 있는 것은 에스트로겐입니다. 몸이 수분을 흡수하게 하고 식욕을 증진시키며 기초체온을 올려주는 것은 프로게스테론입니다.

여성호르몬을 보충하는 것은 말라가는 대지에 물을 주는 것과 같다고 합니다. 그런데 체지방이 너무 부족하면 여성호르몬이 잘 분비되지 않으며 너무 과한 운동으로 지방이 부족해도 여성의 건강미를 망가뜨립니다. 칼로리만 제한하는 다이어트는 나이가 들수록 위험한데 특히 단백질 부족 현상을 일으켜 근육 감소와 체지방 증가로 기초대사량이 떨어지면서 내장비만을 유발합니다. 지방은 여성이 시들지 않도록 촉촉하게 지켜주는 역할을 하며 이는 여성호르몬의 원료가 콜레스테롤이기 때문입니다

지방세포는 백색 지방세포와 갈색 지방세포로 나뉩니다. 백색 지

방세포는 성인에게 많은데 열을 내는 미토콘드리아의 수가 적고 지방을 계속 흡착해 비만과 체형의 불균형을 만듭니다. 이러한 백색 지방을 나쁜 지방이라고 합니다. 반면 인체에 쌓인 지방을 분해하고 열량으로 사용해 다이어트에 효과를 내는 착한 지방이 갈색 지방입니다. 갈색 지방은 미토콘드리아의 수가 많아 체온을 유지하고 지방을 에너지원으로 쓰며 어린이에게 많습니다.

일반적으로 비만이라고 하면 백색 지방세포가 커지고 그 수도 증가하는 것을 말합니다. 체지방은 몸속에 있는 지방의 양을 말합니다. 비만은 체지방이 정상치 | 남자는 15~20퍼센트, 여자는 20~25퍼센트 | 보다 많은 상태를 의미하며 대부분 남자는 25퍼센트 이상, 여자는 30퍼센트 이상인 경우입니다. 흔히 본인의 정상체중 | 신장-100×0.9 | 보다 20퍼센트 이상 체중이 나가는 때를 말합니다. 또한 허리둘레가 남자 90센티미터 | 35인치 | , 여자 85센티미터 | 33인치 | 이상인 경우를 비만으로 진단합니다.

우리는 모두 젊고 건강하고 날씬하게 살기를 바라지만 삶에 쫓기다 보면 자신도 모르게 체중이 늘어나고 몸매가 일그러집니다. 아쉽게도 뚱뚱한 사람들은 자신이 아직은 비만이 아니라고 생각해 음식과 식품을 몸이 아닌 혀가 원하는 대로 섭취합니다.

비만의 원인은 크게 잘못된 식습관과 식사 내용, 만성스트레스, 척추 배열 이상에서 찾을 수 있습니다. 사람에 따라 이 세 가지가 복합적으로 작용해 장누수증후군, 인슐린저항성, 자율신경 혼란, 만성염증이 발생하기도 합니다. 그 결과 활성산소가 늘어나 미토콘드리아의 기능이 떨어지고 비만과 생활습관병이 생깁니다.

건강한 상태에서는 여러 가지 독소가 우리 몸에 들어와도 효소 작용이 원활히 진행되어 독소를 배출합니다. 반면 건강치 못하면 독소에 작용할 효소가 없어서 그대로 쌓이고 저장되는데 그 쓰레기 창고가 임파선입니다. 인체는 독소를 지방으로 감싸 저장합니다. 즉, 독소가 지방을 끌어들이고 결국 비만이 되는 것입니다.

만약 저체온 상태에 놓이면 신진대사율이 더 떨어지고 연소가 제대로 이뤄지지 않으면서 활성산소가 발생합니다. 이때 혈액이 전체적으로 산성화하면서 신체를 독으로 물들이고 맙니다. 체온이 1도 하락하면 신진대사율은 15퍼센트 하락하는 것으로 알려져 있습니다. 신진대사가 떨어진다는 것은 따뜻한 혈액이 잘 흐르지 않아 몸이 식는다는 것을 의미합니다.

암은 보통 저체온 상태, 즉 35도 정도에서 발생한다고 합니다. 비만, 지방, 저체온, 암은 하나의 고리로 연결되어 있으며 암의 원인이 비만과 지방에 있다는 연구가 꾸준히 진행되고 있습니다. 다이어트를 위해서는 일차적으로 체온을 잘 유지해야 합니다.

내장의 체온이 내려가거나 기능이 악화되면 내장을 보호하기 위해 지방이 쌓입니다. 전체적으로 살찐 사람을 일컬어 전신비만이라 하며 부분적으로 어느 부위에 지방이 축적된 경우를 부분비만 혹은 체형비만이라 합니다. 체중은 크게 체지방│15퍼센트│과 제지방│85퍼센트│으로 나뉩니다. 제지방은 지방을 제외한 것으로 근육과 무기질│5퍼센트│로 구분하고 근육은 다시 단백질│10퍼센트│과 체수분│70퍼센트│으로 나눕니다.

비만은 지방이 존재하는 부위에 따라 피부 바로 아래에 지방이 쌓이는 피하지방형과 내장 주변에 지방이 저장되는 내장지방형으로 나뉩니다. 20~30대에게는 피하지방형이, 40대 이상이나 남성에게는 내장지방형이 많은데, 이 내장지방형이 대사증후군을 유발합니다.

만약 복부비만이 생기거나 살이 찐다면 이는 내장이 식고 있다는 증거이자 몸에 독이 조금씩 퍼지고 있다는 의미입니다. 특히 내장지방형은 성장호르몬이나 성호르몬과도 관련이 있어서 호르몬 주사를 이용해 비만을 치료하기도 합니다.

비만의 여러 가지 원인 가운데 제일 흔한 것은 만성스트레스로 인한 코르티솔의 증가입니다. 이때 렙틴저항성이 생기면서 식욕이 강해지는데 이것이 탄수화물중독증으로 나아가면 인슐린저항성으로 인한 지방 축적으로 내장비만이 생깁니다. 최근의 연구에 따르면 양부모 모두 비만일 경우 자식이 비만일 확률이 70~80퍼센트이고, 양부모가 비만이 아닐 경우 자식이 비만일 확률은 10퍼센트 미만이라고 합니다.

비만의 유전성은 기초대사량과 밀접한 관련이 있습니다. 기초대사량이란 우리가 하루 종일 움직이지 않고 가만히 누운 상태에서 생명을 유지하는 데 필요한 최소한의 열량을 말합니다. 이 대사량은 우리 몸의 근육량과 질이 결정하며 근육에 있는 미토콘드리아의 에너지 생산 능력과 관련이 있습니다. 그래서 대사량 증가를 위해서는 무산소 운동을 통한 근육 운동으로 근육의 양과 크기를 키워야 합니다.

결국 살이 찐다는 것은 미토콘드리아가 서서히 사라진다는 것을 의미하며, 비만하면 미토콘드리아가 거의 활동하지 않는다고 봐야 합니다.

체온이 상승할 경우 지방이 분해되어 체중이 줄어드는데 이 작용은 모두 미토콘드리아의 역할에 달려 있습니다. 비만 치료는 식이요법, 생활습관 변화, 운동을 기본으로 하며 근래 들어 비만의 주원인을 칼로리 오버 | 섭취 칼로리가 소비 칼로리보다 많은 것 | 가 아니라 노폐물의 불완전한 배출로 보는 경향이 강해졌습니다. 몸에서 독소를 빼내는 해독 다이어트가 부상한 이유가 여기에 있습니다.

해독에서 중요한 것은 '무엇을 먹을 것인가'가 아니라 '어떻게 배출할 것인가' 하는 문제입니다. 독소는 지방친화성이 강하기 때문에 지방이 많이 쌓인다는 것은 곧 독소를 많이 섭취한다는 것을 의미합니다. 전신에 걸쳐 쌓인 독소를 빼내려면 자가치유력을 끄집어내야 합니다. 이를 위해서는 소식을 통한 해독 시스템을 작동시켜 지방 속의 독소를 순환계로 배출하고, 간으로 보내 해독하게 하며 이후 장을 통해 변으로 배출하는 기전이 작동하도록 하면 됩니다. 해독하면 렙틴호르몬을 뇌에 잘 전달해 식욕 조절이 잘 이뤄지며 간에 저장된 글리코겐을 활용해 독소를 에너지화함으로써 독소에 의한 자가중독 현상을 막습니다.

다만 해독 다이어트를 할 때는 간 기능이 떨어지는 사람, 당뇨가 심한 사람|저혈당|, 저혈압·갑상선기능저하증·여성질환·장기 이식으로 관리 중인 사람은 조심해서 시행해야 합니다. 반면 요단백이나 고혈압 환자는 디톡스를 통해 크게 호전되므로 신경 쓰지 않아도 괜찮습니다.

우리 주위에서 흔히 보는 소위 '굶는 다이어트'는 100퍼센트 실패합니다. 몸이 스스로 디톡스를 하면 약이 필요 없습니다. 디톡스는 대변 75퍼센트, 소변 20퍼센트, 땀 3퍼센트, 머리카락 1퍼센트, 손·발톱 1퍼센트의 비율로 이뤄집니다. 특히 변비는 다이어트의 최대 적입니다. 해독 다이어트를 하면 4일째부터 지방분해가 일어나기 시작하고 7일이면 체지방을 평균 1킬로그램 뺄 수 있습니다. 너무 심하게 감량할 경우 갑상선에 무리가 따르므로 서서히 안전하게 감량하는 것이 건강에 좋습니다. 또한 빈혈이 있는 사람의 경우 살이 잘 빠지지를 않습니다. 지방을 태우기 위해서는 산소가 반드시 필요한데, 이러한 산소를 공급해주는 혈색소 수치가 낮은 빈혈환자들은 당연히 체내 산소공급이 부족하게 되고 지방을 태우는 능력이 떨어지게 됩니다. 빈혈이 있을시는 빈혈을 먼저 치료하고 다이어트를 해야 합니다.

'변비=살이 찐다'는 인과관계가 반드시 성립되는 것은 아니지만, 변비가 다방면으로 다이어트에서 실패하는 원인이라는 것은 사실입니다. 변비로 인해 변이 장에 오랫동안 머물면 불필요한 영양분까지 흡수해 필요 이상으로 칼로리를 흡수하게 되고 신진대사도 원활치 않아 살이 찝니다. 한때 변비약을 다이어트약으로 사용한 이유가 여기에 있습니다. 그러나 변비약을 장기간 사용하면 장의 연동운동에 무리가 따릅니다. 이때 장이 상처를 입어 출혈이 생기고 수분과 미네랄이 불균형을 이루며 변비약에 대한 의존성이 생깁니다.

몸이 부으면 '변비약 복용 → 수분 감소 → 세포 건조 → 노화 → 수분 필요성 증가 → 몸 붓기'의 악순환이 이어집니다. 충분한 수분 보충은 다이어트에 필수지만 격한 운동은 스트레스로 활성산소를 유발해 호르몬의 균형을 깨뜨립니다. 특히 체지방을 지나치게 빼면 여성호르몬이 감소해 몸에 여러 가지 이상이 올 가능성이 커집니다.

다이어트는 감량도 중요하지만 감량 이후 줄어든 체중과 체형을 계속 유지하는 것은 더 중요합니다. 영양과 음식을 섭취해 완전 소화한 뒤에 이어지는 해독 시스템이야말로 건강과 날씬함을 함께 누리는 최적의 다이어트입니다. 즉, 우리 몸이 선천적으로 갖춘 체중 조절 메커니즘을 되살리는 것이 해독 다이어트입니다.

　식사는 최적 5시간, 적어도 4시간 간격으로 해야 하고 그 사이에는 물 이외에 아무것도 먹지 않아야 하며 물도 식후 1~2시간 후에 마시는 것이 좋습니다. 간식이나 야식은 소화기관이 소화를 완전히 끝내고 채 쉬기도 전에 음식을 또 밀어 넣는 것이나 마찬가지입니다. 혹사당한 소화기관은 그렇게 들어온 음식 때문에 위하수증에 걸리고 이때 소화되지 않은 음식이 점막을 통해 흡수될 경우 독소로 작용합니다. 그러면 혈액이 산성화되기 시작하고 독을 처리하는 과정에서 독을 감싼 지방이 임파선 부위와 복부에 차츰차츰 쌓여 비만이 됩니다.

　특히 저녁식사 후에 12시간의 공백을 두는 것은 아무리 강조해도 지나치지 않습니다. 아침식사 후 4시간, 점심식사 후 4시간, 저녁식사 후 12시간의 공백을 두는 4-4-12 공복의 법칙을 실천하는 것이야말로 건강한 다이어트의 기본입니다.

11. 체온

저체온은 만성질환의 근원이므로 항상 몸속 심부온도를 올리는 생활습관 들이기

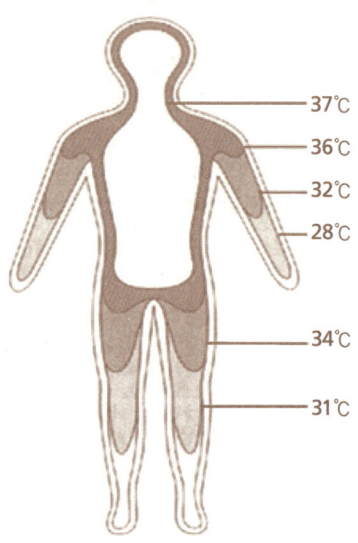

체온은 생명체가 살아 있다는 징표입니다. 우리는 태어나서 죽을 때까지 체온을 유지해야 하는데 체온이 일정 온도 이하로 내려가면 호흡이 멎습니다. 몸 중심부의 체온을 핵심체온이라 하며 사람의 경우 일반적으로 직장온도를 말합니다. 정상인의 핵심체온은 항상 미세한 변화 | 0.5~0.7℃ | 를 보이지만 그 밖의 체온은 계절, 성 주기 등에 따라 변화합니다. 사람은 항온동물이라 늘 일정하게 체온을 유지해야 하는데, 대사에 관여하는 몸의 중심부는 체온이 높고 말단으로 갈수록 체온이 떨어집니다.

사람은 37.8도 상태에서 태어나며 평균 36.5~37.1도의 체온으로 살다가 60대가 넘으면 35.5도로 내려갑니다. 여러 보고서에 따르면 한국인 40대 여성 열 명 중 네 명의 정상체온이 36도가 아닌 35.5도라고 합니다. 이처럼 한국 여성의 체온은 평균 이하인데 한국에서 비만인 증가가 현저히 높아진 것도 저체온과 연관이 있을지도 모릅니다.

저체온은 비만으로 인도하는 안내자이자 온갖 질병을 일으키고 부채질하는 부채와 같습니다. 운동이나 목욕을 통해서 땀이 나기 시작할 때가 체온이 1도정도 상승한 상태라고 합니다. 체온이 1도 떨어지면 면역력이 30퍼센트 떨어지고, 1도 오르면 면역력이 5배 상승합니다. 즉, 체온과 면역력은 밀접한 상관관계가 있습니다. 결국 체온을 37도에 가깝게, 즉 정상범위 안에서 약간 높게 유지하는 것이 자연치유력을 높이고 건강과 활력을 유지하는 효과적인 방법입니다.

만약 체온이 떨어지면 혈관이 수축해서 혈액순환이 방해를 받고 신진대사가 떨어져 살이 찝니다. 더불어 면역세포인 백혈구의 활동이 위축됩니다. 암세포도 체온 35도 이하에서 생기고 38.5도 이상ㅣ혹자는 39.3도 이상ㅣ에서 죽는다고 합니다. 그만큼 체온과 면역은 밀접한 상관성이 있습니다. 그 예로 암은 체온이 높은 심장, 소장, 비장등에는 생기지 않으며 저체온이 잘생기는 식도, 위, 대장, 폐, 자궁등에 많이 발생하는 것을 보아도 알 수가 있습니다.

체온을 유지 및 상승시키는 방법에는 크게 두 가지가 있습니다.

첫째, 올바른 영양 섭취입니다. 신진대사에서는 최대 70퍼센트의 영양을 체온 유지에 사용하는데, 이는 기초대사량의 대부분을 체온 유지에 사용한다는 의미입니다.

둘째, 운동입니다. 운동을 하면 근육이 움직이고 신진대사가 활성화되면서 체온이 올라 지방이 연소됩니다. 미토콘드리아가 영양소를 분해해 ATP로 바꾸고 이를 저장했다가 필요할 때 생명과 에너지, 체온 유지에 사용하는 것입니다.

체온이 상승하면 지방이 분해되어 체중이 줄어드는데 이는 모두 미토콘드리아의 작용에 달려 있습니다. 미토콘드리아는 활발하게 움직이지 않는 장기에는 적고, 뜨거운 장기나 활발하게 움직이는 장기에는 많이 분포되어 있습니다. 비만 치료에서 운동을 권하는 이유도 활발하게 움직여 열을 내는 미토콘드리아를 증가시키기 위해서입니다.

찜질이나 사우나의 경우 '열'은 혈액 흐름을 빠르게 하고 혈관 확장, 활발한 신진대사, 면역 증강을 도와 감염 및 염증을 청소하므로 만성질환에 좋습니다. 반면 '냉'은 염증 확장 저지, 감염과 이상 열 상승 저지, 급성질환에 효과적입니다. 온·냉 교차를 시도할 때는 온과 냉의 시간 비율을 3 대 1로 하는 것이 좋습니다. 가령 온찜질을 10분 했다면 냉찜질은 3분을 하는 것입니다.

몸에 독소가 많으면 지방이 쌓이고 이 독소와 지방을 없애기 위해 미토콘드리아가 과열되면 신체의 흐름과 조직 시스템이 무너집니다. 이것은 냉으로 다스려야 합니다. 만약 독소와 지방이 오랫동안 쌓였다면 신진대사가 원활치 않은 것이므로 열로 막힌 것을 뚫어주고 소통이 이뤄지게 해주는 온열요법을 시행합니다. 특히 복부를 핫팩이나 반신욕으로 따뜻하게 해주는 생활습관이 건강관리의 시작입니다.

복부를 따뜻하게 해주면 우선 간에서 내려오는 담관과 췌장관이 이완되어 담즙의 원활한 분비로 지질대사가 잘 이뤄집니다. 또한 장내세균의 활동으로 장운동이 활발해집니다. 그뿐 아니라 장 주위 임파선의 활동이 늘어나 면역력이 강화됩니다. 핫팩을 사용하는 방법은 다양한데 충남대 이계호 교수에 따르면 현미로 만든 팩:가로 20cm, 세로30cm을 전자레인지에 7~8분 정도 데운 후 배에 대면 그 온기로 밤에 잠을 잘 정도로 오래 간다고 합니다.

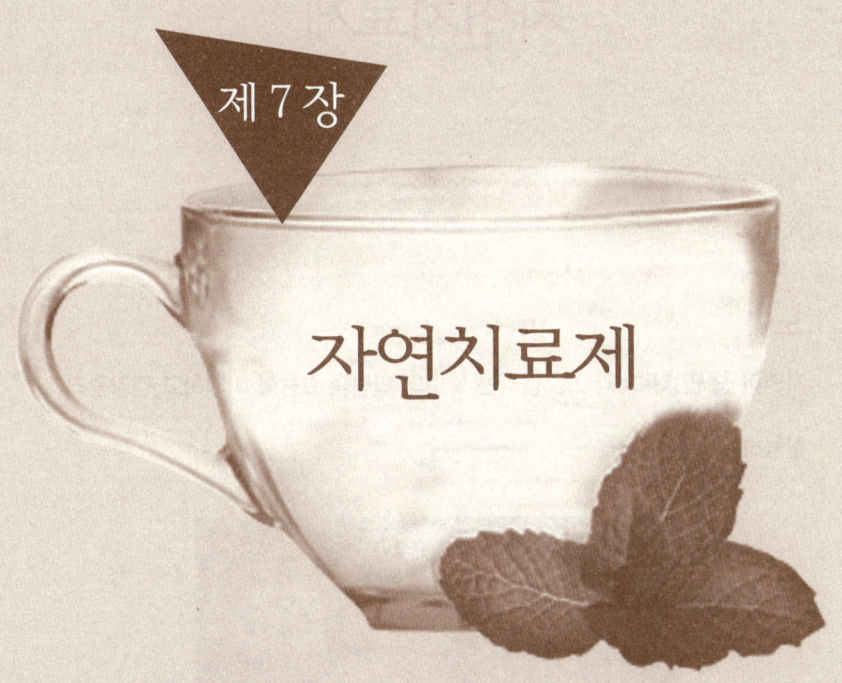

제 7 장

자연치료제

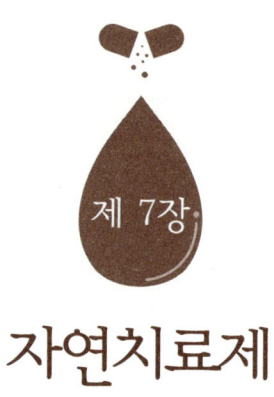

제 7장
자연치료제

1. 노니

자연이 준 만병통치약으로 불리는 노니의 의학적 효능을 이해하고 건강관리에 활용하기

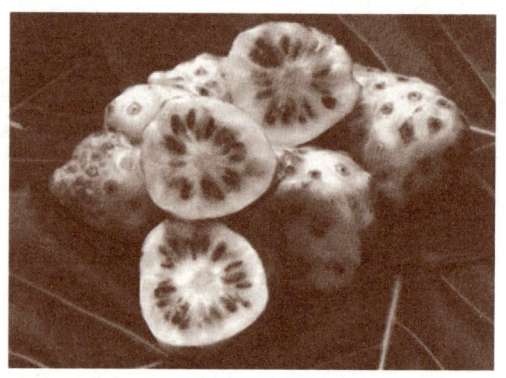

현대인들에게 진실보다 과장해서 알려진 약이 바로 만병통치약입

니다. 하지만 만병통치약이라는 이름이 부끄럽지 않을 만큼 그 효능이 다양한 것이 바로 노니입니다. 우리가 자연에서 얻은 물질에는 여러 가지가 있지만 그중에서 노니의 효과는 세포 수준에서 다양하게 쓰이고 있습니다. 노니의 학명은 모린다 시트리폴리아 | Morinda Citrifolia | 로 해파극 혹은 파극천이라고도 불립니다.

타히티 원주민들이 '고통을 치료해주는 나무'라고 불러온 노니는 여러 나라 의과대학에서 임상실험을 통해 그 효능 및 효과를 증명했습니다. 대표적으로 미국의 스탠퍼드대학하와이대학 · UCLA, 영국의 유니언대학, 일본의 게이오대학 · 동경대학 등이 있습니다.

노니는 추출 부위에 따라 효능에 조금씩 차이가 나는데 잎은 아토피, 뿌리는 전립선과 정력, 열매는 항암, 진통 작용에 좋습니다. 노니의 주성분은 제로닌으로 손상된 세포를 자연치유하는 세포활성화 물질을 함유하고 있습니다. 프로제로닌이 병든 세포에 도달하면 프로네오나제라는 효소에 의해 제로닌으로 바뀌고, 이 제로닌이 손상된 세포를 복구합니다. 제로닌이 프로테아제를 자극해 죽은 조직을 제거함으로써 세포의 복구 및 재생도 도와줍니다.

만병통치약으로 불리는 만큼 노니의 효과와 효능은 매우 다양합니다.

- 송과선 활동을 높여 세로토닌과 멜라토닌 생성을 활성화함으로써 여성 갱년기

치료에 뛰어난 효과를 냅니다.

- 산화질소(NO)가 많아 혈관 확장 작용으로 발기 기능과 혈압 강하 효과가 있습니다.
- 항암 작용과 대식세포 기능을 높여 항균 작용이 뛰어나게 만듭니다.
- 인터루킨과 인터페론을 증가시켜 바이러스나 암세포 증식 억제 효과를 보입니다.
- 스코폴레틴 덕분에 혈관 확장 작용으로 고혈압 치료에 뛰어납니다.
- 간장 보호 활동과 항균 작용, 강한 진통 작용이 있습니다.
- 안스라퀴논을 함유해 항균 작용, 항진균 작용, 심장병 예방에 효과적입니다.
- 테르펜(피톤치드의 주성분)이 바이오플라보노이드와 카로테노이드를 포함해 균과 바이러스에 저항하며 세포 재생을 돕습니다.
- 린올레익산인 필수지방산으로 모세혈관과 세포막, 피부 강도를 강하게 해줍니다.
- 콜레스테롤을 떨어뜨리고 혈관 확장 효과가 있습니다.
- 담나칸솔이 암세포가 암으로 발전하지 못하고 정상세포로 바뀌도록 합니다.

간단하게 정리하면 노니는 면역 증강 작용, 강압 작용, 진통 작용, 체내 활력 및 정신 안정, 항균 등의 효과를 냅니다.

2. 생강
체온을 높여 면역력을 강화시켜주는 천연강장제

생강을 뜻하는 영어 단어 'Ginger'는 명사로는 의기, 당당함, 원기, 기골이라는 뜻이고 동사로는 '기운을 북돋우다', '원기를 회복하다', '활기를 띠다'라는 뜻입니다.

체온 상승은 질병 예방 및 개선의 전제조건인데 여기에 가장 뛰어난 것이 생강입니다. 특히 현대인은 잘못된 식습관, 운동 부족, 스트레스로 인해 저체온인 경우가 많습니다. 우리가 생강에 주목해야 하는 이유가 여기에 있습니다.

생강의 성분 중 매운맛을 내는 진저론 | Gingerone |, 진저롤 | gingero | 과 쇼가올 | Shogaol | 은 강력한 살균 작용과 발한 작용을 합니다. 향을 내는 진지베롤 | zingiberol |, 진기베렌 | zingiberen |, 커큐민 | curcumin |, 피넨 | pinene | 은 우리 몸에 자리 잡은 냉기를 몰아낼 뿐 아니라 염증, 기침, 가래도 삭여줍니다. 또한 생강은 해열, 진통, 가려움 진정, 어지럼증방지, 혈중콜레스테롤 저하작용, 생식기능 항진작용, 뇌혈액 순환개선, 소화 촉진, 심기능 강화 | 강심 작용 |, 혈압 안정, 혈전 예방 같은 효과를 보이며 마음의 감기라는 우울증을 개선하는 데도 효과가 있습니다.

생강의 약효를 정리해보면, **첫째** 몸을 따뜻하게 합니다. 혈관을 확장시켜서 혈액의 흐름을 개선하고 부신수질을 자극해서 아드레날린의 분비를 촉진시켜 몸을 따뜻하게 합니다. **둘째** 면역력을 높입니다. 호중구의 수를 늘리고 기능을 촉진시켜서 면역력을 높입니다. **셋째** 항균작용, 항바이러스, 항진균, 항기생충작용을 합니다. **넷째** 항암작용을 하며 항암제의 부작용중의 하나인 구역질, 구토에 대해 뛰어난 효과를 보입니다.

우리 몸의 순환계는 크게 기, 혈, 수로 나뉘는데 기는 온몸을 움직이는 생명 에너지입니다. 혈은 온몸에 산소와 영양분을 나르고 노폐물을 운반하는 혈액순환입니다. 수는 림프액, 눈물, 콧물, 땀 등 혈액 외의 수분을 뜻합니다. 이러한 기, 혈, 수가 원활하게 순환해야 건강합니다. 생강은 체온을 올려주고 혈액순환을 촉진하며 항산화 작용까지 가능해 기, 혈, 수에 두루 좋은 것으로 알려져 있습니다.

생강을 갈아서 보존용기에 담아서 냉장고에 넣어두고 |3일정도 가능|, 다른 음식들과 함께 섭취하거나 홍차에 생강즙과 흑설탕이나 꿀을 넣어서 생강홍차로 수시로 드시면 건강관리에 많은 도움이 됩니다.

| 글을 마치며 |

　모두가 '건강이 최고'라고 생각하지만 자신의 혀가 아닌 몸이 원하는 것을 의식적으로 섭취하는 사람은 점점 줄어들고 있습니다. 시간, 돈, 친구가 아무리 많아도 건강하지 못하면 아무 소용이 없습니다. 지금보다 젊어지면 건강과 날씬함을 덤으로 얻을 수 있으므로 건강관리의 기본은 자신의 몸과 세포를 젊게 만들어주는 것이라고 할 수 있습니다.
　작은 상처라도 나서 일상생활에 불편을 겪으면 건강하게 하루하루 살아가는 것이 얼마나 감사한 일인지 새삼 깨닫습니다. 행복과 감사는 어떤 큰 것이 아니라 평소에 잘 드러나지 않는 작고 평범한 일상에 있습니다.
　사람들은 보이지 않는 것에 관심이 적고 보려고 하지도 않다가 막상 보이면 그제야 야단법석을 떱니다. 그러고 보면 조금씩 알아보고 실행하는 작은 영양관리가 젊고 건강하고 날씬한 몸을 만드는 건강의 지름길이라는 생각이 듭니다.
　하루하루 자신의 몸을 위해 최대한 예의를 갖춰야 합니다. 입으로 들어가는 음식의 맛을 음미하면서 천천히 꼭꼭 씹고 배부르지 않게 골고루 먹어야 합니다. 이러한 작은 변화가 쌓이고 세포에게 부족한 영양을 좋은 품질의 영양제를 이용해 충분히 제공하면 '시간은 우리 편이다'라는 말을 실감하는 날이 반드시 올 것입니다.

군대에는 이런 명언이 있습니다.

"작전에 실패한 지휘관은 용서할 수 있어도 보급에 실패한 지휘관은 용서할 수 없다."

자신의 몸과 건강을 위해 좋은 영양을 충분히 공급해 몸 안의 세포를 건강하게 만들어야 합니다. 이러한 건강 성형으로 외적인 아름다움뿐 아니라 내적인 아름다움도 함께 누리기를 바랍니다.

7대 영양소의 기본적인 내용을 정리하면 다음과 같습니다.

탄수화물

가공식품이나 정제식품을 먹을 때는 반드시 식이섬유를 함께 먹는 습관을 들여야 합니다. 단맛을 내는 식품에 들어 있는 액상과당 및 정제설탕의 과다 섭취와 식이섬유 섭취 부족이 인슐린과 렙틴의 작용을 가로막으면 만성질환과 염증이 발생하기 때문입니다. 최근에는 부작용 없는 천연제품으로 임상학적으로 증명된 제품도 있으므로 좋은 품질의 식이섬유를 볼 줄 아는 지혜를 길러야 합니다. 식이섬유보충제는 식사 전에 먹는 습관을 기르는 것이 좋습니다.

🌿 지방

지방에도 좋은 지방이 있으며 특히 염증을 억제하는 오메가-3지방산을 충분히 섭취해야 합니다. 외식 문화에 젖은 현대인은 자신도 모르게 상대적으로 오메가-6지방산을 많이 섭취하는 환경에 놓여 있습니다. 오메가-3지방산도 여러 생선에서 추출하는데 수은에 많이 중독된 큰 생선보다 청정바다에서 나는 작은 생선에서 나온 지방산을 섭취하는 게 좋습니다.

🌿 단백질

현대인이 가장 적게 섭취하는 영양소로 나이가 들수록 많이 섭취해 줄어드는 근육을 키워주어야 합니다. 또한 단백질은 여러 가지 효소나 호르몬의 균형을 맞춰주므로 충분히 섭취해야 합니다. 양질의 유청 단백질을 위주로 섭취하되 대두단백질을 함께 섭취하는 게 좋습니다.

🌿 비타민

효소 작용에 없어서는 안 될 영양소로 특히 비타민A, 비타민C, 비타민E 등의 항산화제를 반드시 섭취해 활성산소로부터 미토콘드리아와 세포를 보호해야 합니다.

🌱 미네랄

오염된 토양으로 인해 부족한 경우가 많으므로 칼슘, 칼륨, 마그네슘, 아연, 크롬, 셀레늄 등을 골고루 섭취해야 합니다.

🌱 물

영양의 기본으로 하루에 적어도 2.5리터 이상 마셔야 하며 가급적 찬물보다 따뜻한 물을 수시로 마시는 게 좋습니다. 식사 전후 30분에는 물을 마시지 않는 것이 좋으며 소변색이 물처럼 맑은 상태가 될 때까지 조금씩 자주 마셔야 합니다. 물은 입에서 머금고 소화시켜서 마시는 게 좋습니다.

🌱 식이섬유와 유산균

현대인의 식습관을 고려할 때 반드시 섭취해야 하는 영양소입니다. 수용성은 대사성질환에 좋고 불용성은 정장 작용에 아주 뛰어난 효과를 보입니다. 식이섬유보충제를 항상 가지고 다니면서 식사 전에 미리 섭취하는 작은 습관이 필요합니다.

세상사는 뿌린 대로 거두게 마련입니다. 여태껏 몸이 아닌 입을 위해 음식을 먹었다면 지금부터는 몸을 위해 음식을 고르고 섭취하는 습관을 길러야 합니다. 작은 식습관 변화가 쌓이고 쌓여 우리 몸에 큰 변화를 일으키고 이러한 변화가 모여 젊고 건강하며 날씬한 생활의 행복을 맛볼 수 있는 것입니다.

건강관리는 병원이나 의사가 해주는 것이 아닙니다. 이것은 자신이 스스로를 위해, 자신을 사랑하는 마음으로 자신에게 주는 선물입니다. 아플 때마다 약을 먹는 것도 습관입니다. 자신도 모르게 숨어버린 '자가치유력'을 끄집어내 기르고 단련시키는 것이 건강관리의 최고 원칙입니다.

모두가 영양요법과 건강관리 원칙을 아는 것에서 끝내지 않고 실제로 실행해봄으로써 큰 건강을 통해 젊음과 날씬함을 경험하기 바랍니다. 아울러 그 건강법을 주위의 사랑하는 사람들과 함께 나누길 진심으로 원합니다.

항상 부족하지만 최선을 다한다는 마음으로 세상에 조그만 선물을 슬쩍 내밀어봅니다. 이 작은 선물이 여러분을 통해 맑고 밝은 세상의 큰 선물이 되었으면 하는 바람입니다.

누가 뭐라고 해도 건강이 최고입니다. 그리고 건강은 건강할 때 지켜야 합니다.

2016년 병신년 새해

| 부록 |

질병에 따른 영양제 선택

1. **고혈압** : 종합비타민제, 칼슘, 칼륨, 마그네슘, 단백질, 식이섬유, 코엔자임 Q10
2. **당뇨** : 오메가-3, 마그네슘&크롬, 코엔자임Q10, 단백질, 식이섬유
3. **고지혈증** : 코엔자임Q10, 칼슘, 마그네슘, 오메가-3
4. **만성피로** : 비타민B군, 종합비타민, 비타민C, 코엔자임Q10
5. **다이어트** : 비타민 B군, 종합비타민, 식이섬유, 가르시니아 캄보지아, 단백질 파우더, 칼슘, 프로바이오틱스, 오메가-3
6. **항암치료중** : 비타민D, 오메가-3, 단백질파우더, 종합비타민제, 프로바이오틱스, 메가비타민C
7. **골다공증예방** : 종합비타민제, 칼슘제, 비타민D, 마그네슘, 망간, 구리
8. **관절염** : 오메가-3, 글루코사민, MSM(Methyl Sulfonylmethane)
9. **임신** : 종합비타민제, 엽산제제, 칼슘제, 철분제, 비타민D제 , 오메가-3, 프로바이오틱스
10. **치매** : 콜린, 오메가-3, 비타민B군, 종합비타민제, 비타민D
11. **수험생** : 비타민B군, 종합비타민, 오메가-3, 칼슘, 마그네슘, 홍경천, 옥타코사놀, L-테아닌
12. **피부트러블** : 종합비타민제, 감마리놀렌산, 프로바이오틱스, 오메가-3, 단백질 파우더

| 참고문헌 |

- 박성호 지음, 《건강비법》, 한국분자교정학회
- 폴 제인 필저, 김성철 옮김, 《건강관리혁명》, 아이프렌드
- 강영환 지음, 《세포와 해독》, 아름다운사회, 2008
- 최준영·이영근 지음, 《닥터 디톡스》, 소금나무, 2011
- 에베 고지 지음, 한성례 옮김, 《내 몸에 독이 되는 탄수화물》, 이너북, 2015
- 브라이언 R. 클레멘트 지음, 김소정 옮김, 《천연 vs 합성, 똑소리 나는 비타민 선택법》, 전나무숲, 2014
- 히야마 게이치 지음, 최혜선 옮김, 《영양으로 병이 낫는다》, 문진출판사, 2001
- 정윤상 지음, 《비타민, 내 몸을 살린다》, 모아북스, 2009
- 박용우 지음, 《4주 해독 다이어트》, 비타북스, 2014
- 구본홍 지음, 《미네랄, 내 몸을 살린다》, 모아북스, 2011
- 장성철 지음, 《물, 내 몸을 살린다》, 모아북스, 2009
- 문동성 지음, 《Why 식이섬유》, 아이프렌드, 2014
- 문동성 지음, 《Why 클린, How 클린》, 아이프렌드, 2014
- 홍동주 지음 《다이톡스》, 아름다운사회, 2014
- 김우상 지음, 《어쩌다가 내 몸이 엉망진창이 되었을까》, 좋은땅, 2014
- 사이쇼 히로시 지음, 최현숙 옮김, 《아침형 인간》, 한스미디어, 2003
- 마이클 포셀 외 지음, 심리나 옮김, 《텔로미어》, 쌤앤파커스, 2013
- 쿠고우 하루히코 지음, 시마다 가츠마사 옮김, 《통증즉효 기적의 과실》, 미래북, 2007
- 정용준 지음, 《내 몸을 살리는 노니》, 모아북스, 2013
- 아사쿠라 쇼코 지음, 이예숙 옮김, 《나잇살은 빠진다》, 솔트앤씨드, 2015

- 이쿠타 사토시 지음, 김영진 옮김, 《안 아프고 건강하게 사는 법》, 성안당, 2015
- 박준상 지음, 《1박 2일 디톡스》, 라온북, 2015
- 이승헌 지음, 《면역력이 답이다》, 한문화, 2015
- 안드레아스 모리츠 지음, 정진근 옮김, 《굶지 말고 해독하라》, 에디터, 2015
- 서재걸 지음, 《사람의 몸에는 100명의 의사가 산다》, 문학사상, 2008
- 이시하라 유우미 지음, 정문주 옮김, 《생강이 약이다》, 삼호미디어, 2015
- 야자키 유이치로 지음, 정연주 옮김, 《보스세포》, 경향BP, 2015
- 박성호 지음, 《분자교정요법》, 한국분자교정학회, 2005
- 대한비타민연구회 지음, 《비타민 치료》, 한솔의학서적, 2012
- 이계호 지음, 《태초먹거리》, 그리심어소시에이츠, 2013
- 이시하라유미 지음, 《병없이 건강하게 사는100세 습관》, 더난출판, 2013
- 여에스더 지음, 《나는 왜 영양제를 처방하는 의사가 되었나?》 메디치, 2016